U0295024

总义齿学续

徐军 著

人民卫生出版社

图书在版编目（CIP）数据

总义齿学续/徐军著.—北京：人民卫生出版社，2015
ISBN 978-7-117-20535-1

Ⅰ.①总…　Ⅱ.①徐…　Ⅲ.①义齿学　Ⅳ.①R783.6

中国版本图书馆 CIP 数据核字（2015）第 067155 号

人卫社官网　www. pmph. com	出版物查询，在线购书	
人卫医学网　www. ipmph. com	医学考试辅导，医学数据库服务，医学教育资源，大众健康资讯	

版权所有，侵权必究！

总义齿学续

著　　者：徐　军
出版发行：人民卫生出版社（中继线 010-59780011）
地　　址：北京市朝阳区潘家园南里 19 号
邮　　编：100021
E - mail：pmph @ pmph.com
购书热线：010-59787592　010-59787584　010-65264830
印　　刷：北京盛通印刷股份有限公司
经　　销：新华书店
开　　本：710×1000　1/16　印张：8
字　　数：131 千字
版　　次：2015 年 7 月第 1 版　2015 年 7 月第 1 版第 1 次印刷
标准书号：ISBN 978-7-117-20535-1/R·20536
定　　价：78.00 元

打击盗版举报电话：010-59787491　E-mail：WQ @ pmph.com
（凡属印装质量问题请与本社市场营销中心联系退换）

前言

　　这本小书，是我学习研究做总义齿的又一点心得。在当今中国大陆医学界，基础研究盛行，研究临床技术似乎是不合"潮流"的。所有的临床专业一窝蜂似地搞基础研究，与60年前搞的"全民大炼钢铁"是性质相同的社会现象。口腔修复学毫无疑问是一门临床学科，教师该研究什么？教研室该做什么？本来是十分明确的事情：应该按该学科的特点即专业要求治学与办学。而近些年来，却做不到。从部委到大学，再到医院到科室，在"管理"的名义下，不管什么专业，不顾各专业的不同特点，"一刀切"式地以论文的数量、SCI的分值高低来考评。这样来管理学术并以此为主形成一个大国的高教评估体系是违反客观规律的，也与现代大学教育制度背道而驰。这样的考评，不能给医学教育带来发展，只会使"政绩"叠加。医学的历史早已证明，任何一个临床学科都必须在继承中求发展，继承的周期长，良医之路不是高速路。在"政绩"的驱动下，临床学科中研非所学、研非所用、研非所教的现象也已十分普遍，对本学科的继承已放在很次要的位置了，为了满足官方"评估"的检查指标的要求以获得单位排名靠前的位置，几乎成了头等大事。对于国立教学医院的临床学科来说，适当的基础研究固然有必要，但如何能提高本专业的教学水平以利于医学生临床能力的培养、如何能提高对疾病治疗的疗效以利于患者，难道不是其主要的工作？大搞趋同化、基础化的"论文运动"，既不是学生所需要的、也不是患者所需要的，这样十几年下来，不少的临床学科里良医就断代了。没有良医，哪来的良师？临床水平、教学水平只会下降，甚至倒退几十年。

　　口腔医学院毕竟是以临床学科群为主的临床医学院，不是基础医学院。一届又一届的许多医学生们不能专心学习、研究临床专业，而成了制作基础论文的劳工。理由是要"与国际接轨"，而国外历史上或当代著名口腔修复学专家们又有哪位是养细胞、查基因成才的呢？口腔修复学是勤奋的人努力一生都不一定能全面做好的临床专业，三心二意的人又能掌握多少？如果这种不该成为潮流的东西不能得到改变，则中国口腔修复学界里的分子生物学"家"越多，学院里口腔修复学的临床水平就越低。这是需要人做的专业，不是名品店，仅靠舶来品的堆积与贩卖并不代表有真正高的临床水平。文章表面上的繁荣也不见得是民族的幸事，假设投往国外刊物的海量论文水平都是高的，目的也都是为了提高中国的医疗水平，为什么不能与中国的医学出版界合作，把中国的刊物哪怕办出一本让别国尊重、让世界各国的知名同行也来投稿、引用的出版物？这样既维护了国家的尊严，又能方便我国的医师们看到。一个民族的精神若是独立的，体制是良好的，"他"的科学家怎么会以往外国的出版物上发表文章为荣呢？说"科学没有国界"，可科学家都是有国籍的；说"科学没有边界"，哪个科学家没有专业呢？无论现在还是将来，绝大多数中国患者患有某科的疾病，还是要由中国该病种的专科医师来看。如何培养出一代代真正高水平，而不仅仅是高学历高职称的临床医师来服务于患者，是医学教育永远不会改变的使命。患者需要的是良医，不是论文"高手"，两者并不必然相等。医者，也会成为被医者。医师轻视临床，医师生病时也就有可能被误诊误治。2010年《国家中长期教育改革和发展规划纲要》提出了大学要"去行政化"，其含义是去官僚化，追求"政绩"，是官僚化的必然产物之一。"政绩"堆砌不成学术重镇。"政绩"左右学术与政治左右学术的性质是一样的，都是专制的权力对学术的干扰。但不受干扰的可以产生良医的环境与工作秩序并不是提议与倡导便能实现的，提议而不落实等于无用。如何、何时、肯不肯建立切实可行的制度？制度建立的越晚，医院基层的社会建设与道德重建要走的路就越长，大学医院里权力无制约的行政体系会严重影响只有民主决策才会有的科学发展，品性不好的人得以滥用公权，区区一届任期就敢毁掉四代人传承百年的学术传统。"……养成了一批蔑视信仰，无视政治伦理，不择手段攫取权力，又不择手段玩弄权力的'拜权派'"（陈四益《后遗症》，《读书》2012年5月），而这恰是中国"文革"大劫难后，中华民族痛定思痛本应抛弃的东西。目前的社会，连医师与"高知"成群的地方都仍然如此，说明这个社会还远未成熟、远未实现政治文明。这不可能不影响到一个国家整体的、该专业的临床水平，而难以满足中国患者群的需要，医改总有一天不得不面对这一问题。中国口腔修复学目前的平均临床水平，远未达到美国 20 世纪 70 年代的水平，面对大量的患者，将临床水平全面普及提高才是当务之急。有选择性地进行基础研究；或保持有少量的精干的基础研究规模，有所为有所不为，才是我们这样一个几十年未能普及口腔医疗保健的发展中国家应该做的，怎么能让学校里所有的口腔修复科临床医师都去搞基础研究呢？如果多少年后回首，前后很多人参与过、总共花费多少亿搞的该学科的基础研究，能用在临床上的寥寥无几、甚至可能没有，这算什么"政绩"？而且还不会有人对此负责。固定修复，没有一样方法与材料是中国人的发明；可摘局部义齿，几十种铸造卡环没一个是中国人设计的；总义齿的印模方法、固位原理、确定颌位关系的方法等全是外国人的发明；种植义齿，一百多个系统没有一个是中国的！……难道还不够羞耻？中国人还要这样假大空地继续下去多少年？但不从制度上解决又如何能纠正呢？好在十八届三中全会决定中提到了要推进教育管办评分离，2013 年 11 月，教育部公布了要在 2015 年底完成《中央部委所属高等学校章程建设行动计划》，但章程由谁来制订？订成什么样？才是问题的关键！成立了几十年的学校没有章程又说明了什么？2013 年 12 月，教育部又发布了《关于深化高等学校科技评价改革的意见》，明确提出，将实施分类评价，不搞一刀切，对应用研究人员的评价以聚焦需求，具有自主知识产权和重大技术突破为重点，不再过分依赖论文。2014 年 2 月，国务院又发布了《国务院关于取消和下放一批行政审批项目的决定》，其中，就有取消国家重点学科审批的决定。2014 年 2 月底，教育部又公布了将在 3 月 1 日起实施的《高校学术委员会规程》，明文规定了领导委员不超过总人数的 1/4、将学术评价等重大事项以 2/3 委员以上同意方可通过等以保障学术独立。教育部与国务院如此密集紧急地发文，说明中央政府层面也意识到了大学里目前的状况有多么的糟糕，但只有改变以行政评价为主导，解决为何而评，由谁来评的根本问题，"意见"才会成为社会行为的准则而不仅仅是意见。虽然目前太多该做的事情做不了，但"知识上的诚实"（韦伯《以学术为业》，1919 年）是随时、随地可以做到的，外部环境如何也不是内心沦陷的理由。大学医院，毕竟是成建制的为我们这样一个大国培养医学生与培训住院医师的主要机构，官僚机器不可能永远阉割社会巨大的需求所产生的力量。患者看病所需要的，医学生们应知道的，写出来总会有用的。

成书过程中，得到了师晓蕊、葛春玲、毛红、邹汶、钱锟、刘向晖、史作慧、董茵、刘晓强、杨静文、何慧莹、张媛等新老朋友的帮助，在此致以深深的谢意！错误与不足之处，请身在修复、心也在修复的同仁们提出批评指正。

徐　军

2014 年 5 月 5 日于静淑苑

目录

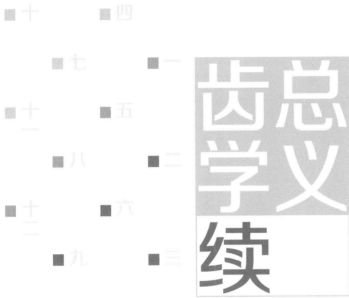

一、无牙颌的分类

对无牙颌进行分类的原因是不同无牙颌患者的不同情况需要进行分类施治。

（一）对无牙颌的认识——从混沌到分区是一个巨大的进步

80多年前，人们认识到无牙颌的不同部位具有不同的组织结构与生理特点。结合总义齿的功能与制作，将义齿覆盖的无牙颌区域分成4个不同性质的区域：主承托区、副承托区、缓冲区、边缘封闭区。

不同观点：Boucher等人[1]只将硬腭的前部（缓冲区除外区域）作为副承托区；而将硬腭的中后部区域作为副固位区；当剩余牙槽嵴较窄时，将下颌颊棚区作为主承托区，将牙槽嵴顶作为副缓冲区。

（二）已有的不同内容的分类法

人们研究剩余牙槽嵴的骨吸收规律，提出了不少有借鉴意义的分类，其中影响较大的有：

1. 按骨的截面形态分类　1963年，Atwood DA[2]对干燥的下颌骨前部正中矢状断面的形态进行了测量分析。分为六类：Ⅰ：拔牙前；Ⅱ：拔牙后；Ⅲ：高圆形；Ⅳ：刀状；Ⅴ：低圆形；Ⅵ：凹陷形。

1988年，Cawood JI和Howell RA[3]：对干燥的颅骨进行了不同断面的研究，包括上颌、下颌、前部与后部。分为六类：Ⅰ：有牙牙槽嵴；Ⅱ：刚拔牙后；Ⅲ：圆形，高度、宽度足够；Ⅳ：刀状，宽度不足；Ⅴ：低平形，高度、宽度均不足；Ⅵ：凹陷形，有基骨丧失。

2. 按骨高度的丧失量分类　1974 年，Wical KE 和 Swoope CC[4] 以下颌骨下缘到颏孔下缘的距离作为基数（与总高度的比为 1∶3），测量推算了骨高度的丧失量。分为三类：Ⅰ：垂直高度丧失 <1/3；Ⅱ：1/3 <垂直高度丧失 <2/3；Ⅲ：垂直高度丧失 >2/3。

3. 综合分类　1995 年，美国牙医师学会（ACP）为了给教师、开业医、保险业提供一个适用于无牙颌患者的修复指南，特成立了一个委员会要制定一个详细全面的分类。后在 1999 年，由 McGarry TJ、Nimmo A 等人执笔完成[5]，共分 4 类（表 1-1）。

表 1-1　ACP 无牙颌分类一览表

	Ⅰ类	Ⅱ类	Ⅲ类	Ⅳ类
骨高度——下颌				
≥21mm	√			
16～20mm		√		
11～15mm			√	
≤10mm				√
剩余牙槽嵴形态——上颌				
A 型：抵抗垂直、水平移位，翼上颌切迹好，无隆突	√			
B 型：无颊前庭沟，翼上颌切迹差，无隆突		√		
C 型：无前前庭沟，支持差，前牙槽嵴松软			√	
D 型：无前、后前庭沟，有隆突，软组织增生				√
肌肉附着——下颌				
A 型：足够的角化黏膜	√	√		
B 型：43～33 唇侧无角化黏膜，颏肌附着近嵴顶	√	√		
C 型：43～33 唇舌侧无角化黏膜，颏舌肌、颏肌附着			√	
D 型：仅后部有角化黏膜				√
E 型：无角化黏膜				√
上下颌关系				
Ⅰ类	√	√	√	√
Ⅱ类			√	√

	I 类	II 类	III 类	IV 类
III 类			√	√
需外科准备				
少量软组织处理			√	
少量硬组织处理			√	
简单种植			√	
需植骨复杂种植				√
颌面畸形改正				√
骨增高				√
大范围软组织整形				√
有限的颌间间隙				
18～20mm			√	
需手术改正				√
舌				
大			√	
活动过度				√
其他				
系统性疾病的口腔表现				
轻		√		
中			√	
重				√
心理社会问题				
中			√	
重				√
TMD			√	
感觉异常或感觉迟钝				√
颌面缺损				√
共济失调				√
不配合				√

其中，对第Ⅳ类的文字叙述如下："这类患者无牙颌的情况最为糟糕，几乎都是外科重建的适应证，但往往由于患者的健康、选择、既往史及经济情况而难以做到，这时，就必须使用特殊方式的修复方法以获得合乎患者需要的治疗效果。

①曲面体层片显示下颌骨高度最小处≤10mm。

②剩余牙槽嵴对水平、垂直向移动毫无抵抗力；上颌是 D 型。

③肌肉附着的位置会对义齿基托的稳定与固位产生显著的影响；下颌是 D 型或 E 型。

④Ⅰ、Ⅱ或Ⅲ类上下颌关系。

⑤需要做的修复前外科准备有：复杂的种植、植骨术；颌面畸形矫正术；骨增高术；软组织整形术，如前庭沟加深伴或不伴软组织移植。

⑥有感觉异常或感觉迟钝病史。

⑦需外科解决的颌间间隙不足。

⑧先天性或获得性颌面部缺损。

⑨系统性疾病在口腔有严重表现，如肿瘤治疗后遗症。

⑩上下颌运动失调；舌活动过度；靠药物才能控制的过度呕吐反射；无论如何都不会满意的、不配合的患者；有心理问题需要专业人员干预者。

4. 其他还有 John、Zarb 等人提出过的分类（略）。

（三）笔者组合的分类法

分区法与上述诸多的分类法难道还不够用？有必要再提出新的分类吗？

A. 任何医学技术理论都离不开产生该理论的社会，它应适用于该社会绝大多数患者所能承受的治疗，并能给为这些患者治疗的医师带来指导与交流的方便，能提高疗效。

B. 应是一个开放的系统，既包含前人的智慧、满足现代人的需要，又能让后人改动与添加。

C. 应简明易懂易记。

目前无牙颌的主要修复方法仍是总义齿。对每一位医师来说，看到患者以后，多数情况下要确定以下方面：

承托区在哪儿？

印模怎么取？

颌位关系怎么定？

牙怎么排？

前两个问题是后两个问题的基础，后两个问题还要涉及颌位关系确定时的方法、人造后牙的𬌗型设计等内容。

因此，无牙颌分类的主要目的应集中在：面对不同状况的无牙颌时，承托区的范围怎么定、印模怎么取上。

其逻辑既要与无牙颌骨吸收变化的规律相符合，又要与口内的实际变化情况相符合，包括有咀嚼黏膜、被覆黏膜，肌肉附着等与印模范围、承托区边界密切相关的软组织的变化。

按此要求可以看出：分区法只适用于某些无牙颌最初的状态，有足够的高度与宽度的圆形牙槽嵴时。

但无牙颌变化了怎么办？当分不出 4 个区时怎么办？当有的区没有了怎么办？分区法的局限性是很明显的。

在以前的分类法中：Atwood、Cawood、Wical 等人研究的是干燥颌骨或骨的 X 线表现，揭示了无牙颌骨变化的规律。但其不包括软组织。

ACP 的分类尽可能详尽地回答了有什么、是什么，适用于给患者定性，资料详细，用于研究与保险归档很全面，强调外科准备。

但对于大多数不能、不愿做手术的无牙颌患者怎么办？"特殊方式的修复方法"是什么？没有讲。那么，又如何才能"获得合乎患者需要的治疗效果"呢？

为此，笔者在 2005 年组合设计了一个无牙颌分类法[6]，经临床教学应用，多方征集反馈意见，被认为较为实用，为便于理解，在此再稍作修改并添加注释如下：

第一类：高圆形剩余牙槽嵴，可明确区分和确定主承托区、副承托区、边缘封闭区与缓冲区。

注释：这相当于 Atwood、Cawood 等骨分类中 Ⅲ 类时的无牙颌状态；ACP 分类的 Ⅰ 类，其 4 条中的前 3.5 条与此相当。

第二类：窄、低圆、低平形剩余牙槽嵴，不可明确区分 4 区，但可完整确定肌静力区。肌静力线清晰，将肌静力区与肌动力区分开。肌静力区为承托区的范围。

注释：肌静力区的概念是 John. P. Frush[7] 医师提出来的，他将吞咽、开闭口、说话、咀嚼等生理活动时剩余牙槽嵴上无活动黏膜的区域称为肌静力区，为义齿的承托区；有肌肉、活动黏膜的区域称为肌动力区。两者之间的交界线为肌静力线。

但此定义如用于第一类，则肌静力区包括 3 个区，而且此时的边缘封闭区也不是线状，不合乎实际情况。这一类相当于 Atwood、Cawood 等骨分类中Ⅳ、Ⅴ类时的无牙颌状态。

在组织学上，肌静力区应该就是剩余牙槽嵴上有角化的咀嚼黏膜的区域。第一类，主承托区、副承托区、缓冲区上都是咀嚼黏膜。肌动力区则是咀嚼黏膜四周无角化的、活动的被覆黏膜区域。两者之间的肌静力线即膜龈联合。

此时，剩余牙槽嵴的外形是窄的？低圆的？还是低平的？对取印模来说没什么区别，都在承托区范围内。其与第一类的主要区别是：已不可再分出哪里是主承托区，哪里是副承托区了。边缘封闭区也不再是有宽度、有外形、黏膜反折走行的状态，而是一条线。线内的承托区范围很明确，印模边界、基托边缘应伸展到哪儿都很清楚（图 1-1）。因此，肌静力区的概念用于此类最贴切，用于指导临床操作很方便。

第三类：低圆、低平与部分凹陷形牙槽嵴，部分区域有肌静力区，其他区域为肌动力区。

注释：介于二类与四类之间。相当于在一个患者身上，Atwood、Cawood 等骨分类中Ⅴ、Ⅵ类都有。

确定承托区、取印模时，肌静力区按二类的做法，肌动力区按四类的做法。

第四类：凹陷形剩余牙槽嵴，完全为肌动力区。取印模时，需推开黏膜并在印模材凝固

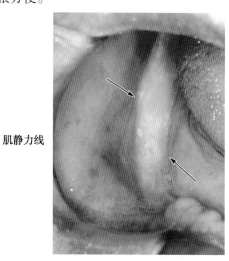

肌静力线

图1-1　二类无牙颌肌静力线

前制动，取出黏膜下方的骨面外形与骨性标记，唇颊舌肌附着线以内为承

托区。

注释：下颌有四类，上颌只有一、二、三类。

这相当于 Atwood、Cawood 等骨分类中Ⅵ类时的无牙颌状态。

此时，骨吸收已至颌骨本体，要取印模、确定承托区，最大的问题是不知道边缘在哪儿（图 1-2）。面对堆满了松软黏膜、中央一条深沟的底是剩余牙槽嵴的顶的下无牙颌，谁都会发愁（图 1-3）。

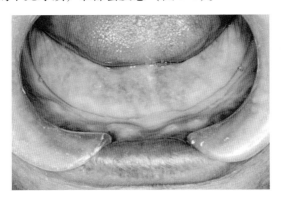

图 1-2　四类无牙颌

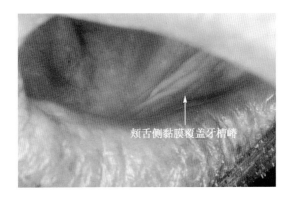

颊舌侧黏膜覆盖牙槽嵴

图 1-3　四类无牙颌不用开口器时

但是，从逻辑上推理，无论骨是高还是低，无论表面是咀嚼黏膜还是被覆黏膜，承托的真正含义都由骨来承托。当成为四类时，虽然咀嚼黏膜不在了，承托区全部发生被覆黏膜转化，被覆黏膜与其下方松软的黏膜下层不能承托咀嚼压力，但下方的骨还在，颌骨不会被完全吸收掉（图 1-4）。如果能把骨面上方堆积的松软黏膜与黏膜下层组织推到两侧，使下方骨面的外形暴露清楚，上面仅有一层薄薄的被覆黏膜，则咀嚼压力可迅速传导至骨，而且基托与骨面吻合，义齿的稳定性则有了保证。为此，需要在取印模时，或用手法、或用托盘、或用印模材料将黏膜推开，并在终印材料凝固前将其制动，取出黏膜下方的骨面清晰外形与骨性标记，便可找出该患者的承托区来。

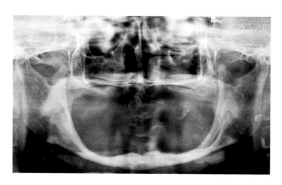

图1-4　一位四类无牙颌患者的曲面体层片

下颌骨的肌肉附着线，舌侧比唇颊侧清晰易辨。

从前向后：舌侧：颏舌肌下头→下颌舌骨肌上头的附着线；唇颊侧：颏肌上头→降下唇肌下头→降口角肌下头→颊肌后下头的附着线。

二、无牙颌的骨吸收与固位原理的演变

随着无牙颌的骨吸收，总义齿的固位力会越来越差，义齿的稳定性如何就越来越重要了。

按总义齿的固位原理分析：医师制取良好的印模、技师制作良好的基托所产生的良好的边缘封闭与贴合的组织面是大气压力形成的保障；患者良好的唾液是产生吸附力的保证；两者还共同决定了表面张力的大小。这三种力共同构成了总义齿的固位力。除了这三种力，总义齿不可能再有其他固位力的来源。

固位好即固位力大，则义齿不仅可以抵抗上颌义齿向下、下颌义齿向上的垂直向脱位的力，还可以抵抗会使义齿侧移和转动的力，防止义齿产生侧向和前后向的脱位，所谓稳定也就在其中了，但稳定无稳定力之说。

那么稳定又是什么呢？从对总义齿的要求判断其含义，应该是总义齿的稳定性，即总义齿在咀嚼态与非咀嚼态时稳定在位的状态，状态好，稳定性好；状态不好，稳定性差。

从口腔修复学的戴牙原则来说，修复体的稳定与否，应当是修复体就位后，再把边缘检查后才有的要求（固定、活动均如此）。在未做完戴牙要检查的这两项基本内容时，还不应考虑下一步关于稳定的事情（详见"五、总义齿戴牙"）。

当无牙颌条件很好、给总义齿提供的固位力很大时：非咀嚼态的稳定性自然会很好。

咀嚼态的稳定性如何？即义齿受力后会不会造成不稳定，还取决于颌位关系定的如何？排牙的位置如何？殆面外形如何？义齿受力时会不会产生侧向与转动的力？是不是超出了固位力对其的抵抗能力？

当无牙颌条件很差、给总义齿提供的固位力很小甚至完全没有了以后：

9

非咀嚼态的稳定性如何则首先取决于抛光面位置与外形的设计。

咀嚼态时总义齿能不能行使功能则完全取决于𬌗面与抛光面的设计所决定的稳定性如何。

稳定在位，即上总义齿和（或）下总义齿无论咀嚼态还是非咀嚼态，均稳稳地定位在承托区上。

稳定的前提：组织面与承托区良好的吻合或贴合是稳定的前提，这是总义齿完全就位后应能做到的。在一、二类时做到如此并不困难，但在三类上颌、三、四类下颌时却不容易做到。

三类上颌多为前牙区甚至前磨牙区也有松软牙槽嵴，不同于下颌的松软黏膜，是不可以被推开的。这便处于一个两难的境地：

不取压力印模？咀嚼态时该区域受力则义齿会下沉而造成义齿翘动，甚至松动脱落。

取压力印模？非咀嚼态义齿会浮起而松动脱落，甚至戴牙时戴不上。虽然义齿是用来吃东西的，但毕竟首先要能戴住才能吃东西，而且，患者戴牙的非咀嚼态时间远远大于咀嚼态时间。

因而，上颌三类时不能取压力印模，而应取无压力印模，让黏膜不变形，先保证非咀嚼态戴牙不脱落后再想其他办法，在设计上做到用磨牙区与上颌硬区作承力区使其咀嚼态时不下沉。

三、四类下颌的肌动力区，黏膜是被覆黏膜，黏膜下层松软，也不能取压力印模，而是将黏膜推开，该推向颊侧的推到颊侧，该推向舌侧的推到舌侧，取出下方的骨面外形与骨性标记。试想，如取压力印模，把黏膜往下压，用多大压力？黏膜的变形量、变形方向如何控制，都是问题。义齿戴用时只有让组织面与骨面贴合才给功能时的稳定提供了可能。当然，戴牙时也要把黏膜推开，而不能把黏膜与黏膜下层组织挤压在义齿组织面与骨面之间，大多数患者很快就能学会。

抛光面外形的设计：总义齿非咀嚼态——张口、说话、笑时能否做到不松不掉，义齿的边缘位置与抛光面外形的设计是关键。尤其三、四类下颌，让义齿与周围的黏膜、肌群形成良好的关系是十分重要的。

上总：一个上颌的总义齿，自重只有几克～十几克，如果没有脱位力，只要印模取的好，有唾液，无论上颌剩余牙槽嵴多平、多小、多差，产生大于这点重力的固位力应该是没有问题的。但是，当上颌吸收的越来越小时，如果牙排得越来越远离剩余牙槽嵴，抛光面势必呈倾斜状，则唇颊肌的力量很容易在张口时使义齿脱落。此时，需要将抛光面作成平行于上唇颊肌的走向，𬌗关系也应服从于此要求，反𬌗量需要多大则排成多大。

下总：四类无牙颌既无边缘封闭可形成大气压力，又无与唾液形成吸附力和表面张力的必要条件——两个平行密合的坚固表面。因而，一点固位力都不可能产生。义齿能否行使功能完全取决于稳定性如何。其稳定性的产生有两个原因：①义齿自身有十～二十几克的重量产生的重力；②义齿边缘、抛光面与周围肌肉群形成良好的"关系"：在张闭口、说话、笑、作表情、咀嚼时，肌肉不推义齿动。两者"关系"良好时，患者正常的动作可按正常或稍慢的频率，义齿随着下颌的动作而运动，稳稳地定位在承托区上，而不是浮起、离开承托区。这样，张口可以进食，闭口可以咀嚼，因义齿没有离开承托区，𬌗力可以迅速传导至骨。咀嚼态、非咀嚼态时义齿都有了良好的稳定性。

𬌗面的设计：𬌗平面位置、角度、曲线、排牙位置、𬌗型等所有涉及𬌗面的设计，都会对义齿的稳定性产生影响。在好不容易使义齿做到非咀嚼态的稳定后，咀嚼态时义齿的稳定性如何成为能否完成咀嚼功能的决定因素？义齿只有在稳定状态下才可以咀嚼，咀嚼时还不能造成义齿的不稳定。对于三类上颌、三、四类下颌尤其需要如此。如何能让其既完成咀嚼功能，同时又能使义齿稳定，应是总义齿𬌗面全部设计内容的目的。从实现方法上，抛光面靠设计，按不同类的无牙颌、不同的颌弓关系设计成从凹形、直形到下颌舌侧倾斜等不同的外形[8]。𬌗面靠什么呢？𬌗平面位置、角度、曲线等都是表象，实质问题是受力。与唇颊肌的力量相比，口内最大、最主要力的来源是咀嚼肌力。

受力正确，咀嚼肌的力量对总义齿稳定的作用远远大于唇颊舌肌的作用。受力不正确，咀嚼肌的力量对总义齿稳定的破坏作用也会远远大于唇颊舌肌的作用。

在临床上，总义齿受力正确的表现是咀嚼时，产生𬌗接触后，义齿不前移、不后移、不扭转、不前后左右翘动，只产生医师与患者都感觉不到的向骨面的、微微的下沉。

对一类无牙颌来说，不仅正中𬌗如此，侧方𬌗、前伸𬌗均应如此。

对三类上颌、四类下颌来说，正中𬌗、侧方𬌗应如此（前伸不应有𬌗接触），才可称为实现了总义齿的稳定。

总之，总义齿的固位原理会随着无牙颌的骨吸收而发生演变，无牙颌的剩余牙槽嵴条件好时，总义齿以固位在位为主；条件差时，以稳定在位为主。只要义齿能稳定在位，就能完成咀嚼功能（表2-1）。

表2-1　总义齿固位原理的演变

无牙颌分类	上、下颌	唾液	固位力所起的作用	稳定所起的作用
一类	上	良好	＋＋＋＋	±
	下	良好	＋＋＋	＋
二类	上	良好	＋＋＋	＋
	下	良好	＋＋	＋＋
三类	上	良好	＋＋	＋＋
	下	良好	±	＋＋＋
四类	下	良好	－	＋＋＋＋

表中的"＋"代表定性的趋势，不代表绝对值的多少

三、确定颌位关系时
存在着不确定性

不知是文化的原因还是出于对科学的尊敬，在医学学术著作中很少能见到对不可为之事的明确承认，而代之以列举多种不同的学说、不同的方法与充满希望的预期。但承认目前某种方法的无效而寻找其他的方法，承认某个环节的不可为而在其后的环节中寻找对策才是符合科学理性的，不仅有助于后来者少走弯路，对患者也才是真正的负责任。为无牙颌患者制作总义齿时，确定颌位关系的环节就存在着这一问题。

按照传统定义，颌位关系是上下颌的三维位置关系。确定颌位关系的目的是要先以颌位定𬌗位，而后才能以𬌗位维持颌位。

不仅对无牙颌修复时如此，对所有丧失了 ICP 的牙列缺损修复时均应如此。也就是说，颌位是首先要考虑的，然后才能谈到𬌗怎么办。这就好比你要去某地办事，要先找到是哪座楼，然后再进哪间屋一样。颌位是大的坐标，而𬌗是小的坐标。但是，以往对确定颌位关系时存在的不确定性不承认或不直接承认的做法，会使人误以为颌位关系是可以明确确定的，直接考虑𬌗便可以了。长期做牙体缺损修复与牙列缺损固定修复者也会习惯于这样的思维。

确定颌位关系，被具体分解为要确定面下 1/3 的适宜高度与两侧髁突在关节窝中的生理后位两个要求。但是，天然牙牙列丧失后，所有这些定位都丧失了依据。"适宜的高度"是多高？对于可旋转可移位的关节来说，哪儿是"生理后位"？正向、反向旋转 10°，前移、后移 1mm，还在不在、算不算"生理后位"？真牙列𬌗位的精度一般在 20μm 以内，我们能将无牙颌患者的颌位确定在原来颌位的三维 +0.02mm 以内吗？如果能，目前人类拥有的方法中有哪种方法可以做到？如果不能，则应认知其不确定性及不确定性的程度，采用误差最小的或可让患者自行弥补误差的做法，而不是坚持错误。

（一） 确定垂直距离时存在着不确定性

垂直距离是天然牙牙列在牙尖交错位时，鼻底到颏底（面下 1/3）的距离。此时，垂直距离是唯一的、精确可重复的。而成为无牙颌后，在开口度范围内，如以 1mm 为阶，则鼻底到颏底可有几十个距离值。此时，所谓确定垂直距离，就是借助一定的方法，从中确定一个值作为患者的"垂直距离"，用总义齿恢复患者面下 1/3 的高度。这个值与患者有天然牙牙列时的垂直距离误差有多少？或者说，用某方法确定该值为原垂直距离的可靠性有多大？在临床上很难判断，也就是说，在确定垂直距离时，存在着不确定性。

1. 息止颌位参照法　息止颌位的概念是当天然牙牙列存在时，下颌处于休息静止状态，上下牙列自然分开无殆接触，此时的颌位称为息止颌位，此时上下牙列间存在的间隙称为息止殆间隙。一般息止殆间隙为 2～4mm。

这里有几个关键词：天然牙牙列、休息静止、息止间隙。

之所以称为参照法，是因为将其用于无牙颌修复时用的是倒推法，认为总义齿殆面也应存在这一间隙，但此时，总义齿还尚未做完。

该方法的应用中存在着几个误区：

（1）认为无牙颌患者的下颌处于休息静止状态时与天然牙牙列时的下颌处于休息静止状态没区别。

天然牙牙列存在时，下颌的休息静止状态有一个基准点或起始点，即 ICP。正常人休息静止时不会咬着牙，也不会大张口，以避免让肌群作无用功。息止颌位离 ICP 不远是很自然的事。而无牙颌后，基准点丧失，除非对颌位关系的本体感受记忆保持的十分好的患者，此时，如何来判断休息静止状态？所判断出的休息静止状态比原来息止颌位时低了或高了都是有可能的。如一位老年患者的旧义齿用了十几年，垂直距离明显丧失很多，息止颌位会跟原来有牙时一样吗？无论医师还是患者都无凭据说原来是多少。既有可能判断高了，也有可能判断低了，误差可能很小，也可能很大。但有正常天然牙牙列时，则不会低，也不会很高。两者怎么会没区别呢？所以，并不是下颌休息静止，不咀嚼、不吞咽、不说话时就一定是息止颌位。正常人有天然牙牙列时才是息止颌位，无牙颌时可不一定与其原息止颌位是同一个位置。

（2）认为𬌗托可代替天然牙牙列，上下𬌗堤自然分开无𬌗接触时，上下𬌗堤间存在的间隙即息止𬌗间隙。

这里有一个逻辑错误，先验地认为上下𬌗堤的高度是对的。而不论𬌗堤做得多高，只要在患者的耐受范围内，医师要求患者"不咬"，上下𬌗堤间都可会有间隙。而用什么方法将𬌗堤的高度做多高就能保证是合适的呢？该方法如果存在，这里也就不用讨论了。如在息止颌位检查前就能知道的话，那也只能说前一个方法是准确的而不是该方法。

（3）对颌位关系不稳定的严重性认识不足。如几十年的无牙颌，严重的剩余牙槽嵴骨吸收，年老体衰，全身性系统性疾病，不良修复体戴用过久等。有太多的原因可导致无牙颌患者的颌位关系不稳定。其表现是当口腔不咀嚼、不吞咽、不说话时，下颌处于休息状态但不能静止，下颌不由自主地颤抖、摇晃、开闭，且不能重复性良好地咬在一个位置上。

除外烧伤、放疗后、颌骨切除等情况，无牙颌修复最常见的四大难题是重度剩余牙槽嵴骨吸收、重度颌弓关系不协调、被覆黏膜转化、颌位关系不稳定。

颌位关系不稳定的无牙颌患者对息止颌位参照法来说，应属禁忌证。

小结：息止颌位参照法，可用于无颌位关系不稳定的无牙颌患者做确定垂直距离时的校核方法。即用其他方法将𬌗堤做好、垂直距离初定后，检查此时𬌗堤间的息止𬌗间隙的大小，作为验证该垂直距离是否合适的方法之一。

2. 面部外形观察法与参照面部比例法　前者的概念是天然牙牙列在 ICP 时，上下唇自然闭拢，口裂线平直，鼻唇沟、颏唇沟深度适宜，面下 1/3 与面部整体比例协调。后者的概念是鼻底至颏底的距离应与瞳孔至口裂的距离相等或略小。

对于某些无牙颌患者，其天然牙牙列存在时，面部比例相当、面部外形自然而协调，以上的方法应该是可用的。但问题是：医师又如何能知道患者原来的情况呢？参照相片？用多大年纪时的照片？胖瘦的变化，衰老的情况，经历、人格的影响、修复史等，使得涉及面部表情的皮肤、皮下组织及肌肉都有可能产生很大的改变。有牙而口角下垂的老人并不少见。鼻唇沟、颏沟的深浅又以何为标准呢？有的人 30 多岁鼻唇沟就很深，而有的人 70 多岁鼻唇沟还是平的。至于面下 1/3 是不是与整体比例协调，按二等分法还是三等分法合适，这要取决于遗传、发育、既往史等因素。

小结：以此法作为判断，只可作为参考，不可作为依据。当患者因心理要求而提出某些美观要求时，最好不要因此而影响医师对垂直距离的判断。

3. 语音法 在目前确定垂直距离的临床常规方法中，语音法是方法之一。但什么是语音法？如何操作？我国的教科书中迄今为止未见详细介绍。20 世纪中叶，有不少对语音法的研究，之后在教学与临床中得到应用[9-12]。1997 年，在接待来自高雄的牙医代表团时，坐在笔者邻座的马隆祥医师就是其中的一位。当我们讨论该问题时，他顺手翻过桌上的名签在背面写下了他在临床上用语音法时常用的语句：

"t"：童太太疼婷婷、婷婷听童太太。

"d"：大担担大胆、大胆担大担。

"f"：芳妃敷粉放发飞、风飞放发敷粉翻。

"s"：寺僧私思斯山色、似散森色赐斯寺。

如果不是经常应用而烂熟于心，是不可能一问一答中便写出这些词句的。

语音法，顾名思义是通过让患者发音说话来检查发音正确与否并据此确定颌位关系的方法。在确定的过程中，医师不仅要听发音是否准确，还要观察两个内容：①上下𬌗堤间的间隙，以确定垂直距离；②𬌗堤前后左右的相对位置关系，以确定水平颌位关系。

除了先天失语与后天失语、失聪的患者外，在各种不同语种、不同方言的人群中都可应用，任何一个医师都可以用符合当地语音特点、并根据自己的文学修养，选择当地人熟知的字词组成的喜欢的语句来检查发音，以确定颌位关系。

（1）操作准备：制取精确的印模，翻成完整的模型，制作良好的暂基托与𬌗堤。显然，并不只是语音法才要求这些，但是，语音法要求上颌暂基托一定要有良好的固位力，发音时不掉；下颌暂基托稳定性要好，张闭口时不浮起。𬌗堤的位置与外形、高低、宽窄都合适。这样语音法才测得准确。

患者取坐姿，腰、腿、头托处均应调整，直到患者舒适满意。

在治疗开始前与治疗过程中，要以与治疗有关的内容、患者熟悉的内容等与患者交谈，了解患者的口音，了解不戴牙或戴旧义齿时的发音，要很自然地加上带"s"的音。对于医师听不懂的语言或方言，最好有亲友陪同。医师、患者、亲友三者之间，起码有两方觉得发的音对才行。

（2）步骤：戴上颌殆托，问患者刚才曾问过的问题，听患者的发音是否正确？不正确则修整上殆堤。

戴下颌殆托，问患者刚才曾问过的问题，听患者的发音是否与刚才相同？不同则修整下殆堤。

观察口角处（相当于 4、5 的位置），当发"14、41～47、24、74"等音时，上下殆堤间的最小发音间隙是多少？标准是 0～1mm。没间隙则降低殆堤；间隙大于 1mm 则加高殆堤，但如加高殆堤后发音不清晰，则 2mm 的间隙也是可以的。

扩大辅音种类再试，各种发音都清楚，则垂直距离合适。

（3）原理：在总义齿修复的历史上，曾产生过 10 多个方法用于确定垂直距离。人们将其分为机械方法与生理方法两类。其中，语音法被归在生理方法中，前述的息止颌位参照法、面部外形观察法、参照面部比例法都属于此类。而拔牙前的各种记录与一些测量方法则属于机械法。在所有的这些方法中，应该是拔牙前的模型记录最为准确。但也仅仅是该患者拔牙后的第一副义齿可用该记录，等第二副义齿要制作时，已是几年以后，剩余牙槽嵴都变了，原来的模型记录也不能用了。

语音法为什么能确定垂直距离？这要从垂直距离的概念说起。

垂直距离的概念是："天然牙牙列在牙尖交错位或上下接触时，鼻底到颏底的距离，即面下 1/3 的高度。也称为咬合垂直距离，以区别于下颌处于休息状态的休息位垂直距离，后者也定义为下颌在下颌姿势位时面下 1/3 高度"[13,14]。

该概念起自何时？推测是 20 世纪上半叶，中国最早留学西方国家的先辈由西方文献中译过来的，她与英文字典中的定义太相同了："Occlusal Vertical Dimension：the lower face height with the teeth in centric occlusion. Vertical Dimension rest：the lower face height measured from a chin point to a point just below the nose，with the mandible in rest position."[15]。

下定义或提出概念的目的既是为了解释也是为了应用。一个世纪前的定义，制定者从无定义到下出定义已是功德无量了，当然也会希望后来者继承的同时修改并完善它，而不是一成不变。

垂直距离的概念应该既能用于天然牙牙列、固定修复，也应该能用于牙列缺损、牙列缺失、可摘局部义齿与总义齿。

每个人应该只有一个垂直距离。但垂直距离或咬合垂直距离都定义在天然牙牙列的牙尖交错位时，休息位垂直距离实际也指的是有天然牙牙列的息止颌位时的距离。那么，在以下三种情况下怎么办：

有牙，但交错缺失，没有上下牙接触；

上或下无牙颌；

全口无牙。

再用此概念，如何指导临床确定垂直距离？显然，此概念存在着很大的不足，或者说，此概念定义的只是不需要确定垂直距离时的垂直距离。

天然牙牙列时，维持该值的静态因素：前有牙、后有关节；动态因素：肌肉的作用显得不突出。

无牙颌后，丧失了前支点——牙；而后支点——关节，则靠关节本身无法维持静态的垂直距离。

从器官与组织构成上来说，鼻底到颏底的范围内有：骨、牙列、皮肤与皮下组织，以及虽不在此范围但必不可少的后部的关节与肌肉。牙列丧失后，再想仅通过静态的方法确定垂直距离显然是不合逻辑的，结构上无支持，前支点——牙缺失，骨在变、皮肤与皮下组织也在变。肌肉与后支点关节也会变吗？如长期的废用也可能会变，但这种可能性有多大目前还不知道。

肌肉与关节除了咀嚼外，还有一个功能并没废用——说话。而且，多数人随着年龄的增加，语言功能也在加强，话越来越多。说话和垂直距离的关系与息止颌位和垂直距离的关系是近似的：都以 ICP 为基准点，既不会咬着牙说话，也不会张大口，以避免肌群作无用功，即人平静说话时多数词语的发音会让颌位高于 ICP 但离其不远。人可以滔滔不绝地说上几个小时而不觉得咀嚼肌疲劳，就源于这种保护机制。无牙颌后，患者的听觉性言语中枢对言语的感知并没丧失；运动性言语中枢也保存着从小到大到老与发音有关的一切记忆。正常情况下，这种记忆不会出错，肌肉的功能就不会改变。因而，给我们确定垂直距离提供了相当可靠的依据。但这些依据只有在动态的发音说话，即肌肉工作时才能发现与证实。

相比之下，患者对静态的、颌位的本体感受记忆就弱多了，有谁能记得他/她有牙时下颌骨的位置在哪儿呢？而又有谁会忘记"37"或"44"怎么说呢？

在息止颌位时，提颌肌群只产生张力，便可抵抗重力对下颌的作用，此时，肌肉不缩短，只有张力的轻微变化，是等长收缩。

在切割、咬碎、磨细食物时，提颌肌群要作功才可克服阻力，牵动下颌闭合在牙尖交错位。在因笑、打哈欠、做张口动作、说话等张口后的闭口时，提颌肌群也要作功才可牵动下颌闭口。此时，肌肉要缩短，不同的食物要克服的阻力不同，不同的开口度，其缩短的长度也不同，因而是长度有变化的等张收缩。牙尖交错位即等张收缩的终点。

但是，等张收缩应该进一步区分。日常平静说话时的等张收缩因收缩幅度小，肌肉长度与肌张力的大小都明显不同于大张口与进食时收缩幅度大、长度变化大、张力大的等张收缩。前者在肌肉长度与张力大小上更接近等长收缩时的状态，因此是接近等长收缩的等张收缩，后者则是大于等长收缩的等张收缩。

在接近等长收缩的等张收缩中，又有一些语音（带"s"的音）会产生非常接近等张收缩原"终点"的等张收缩，这便是 0～1mm 最小发音间隙的由来。

由此可知，牙尖交错位丧失后，鼻底到颏底等静态的距离值或骨性的标记便失去了依凭，但肌肉的收缩功能伴随着生长发育的形成，随着牙的生长、萌出与建𬌗，伴随着颌骨的生长与发育而形成，并不会随着牙列的丧失而丧失。其中，非常接近等张收缩原"终点"的等张收缩保留了距离原垂直距离最近的垂直颌位，且重复性良好，但只能在动态的功能中实现。

所以考虑垂直距离，在关节正常时应是图 3-1 中大圈中的范围，而不应仅是小圈内的含义：

为此，垂直距离的概念或定义应既有全面的生理基础，又能指导各种情况下的临床操作，因此有以下三层含义：①在天然牙牙列时，垂直距离是靠牙尖交错位维持的鼻"底"到颏"底"的距离。②此时静态的下颌位置是闭颌肌群在做生理性开闭颌的闭口动作时等张收缩的"终点"。③牙尖交错

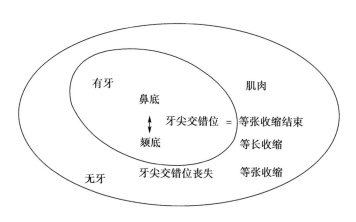

图 3-1　垂直距离的涵义

位丧失后，咀嚼生理功能丧失，两"底"失据、"终点"改变，此时无法再做静态的测量；在下颌做语音动作时，也要开闭颌，此时，语音生理功能所需要的、靠记忆保持的、非常接近"终点"的等张收缩，可使下颌位于离原"垂直距离"很接近的位置上，且重复性良好。垂直距离一般确定为：将此动态位置的高度减 1mm 后，𬌗堤所维持的距离，人们所习惯的、外在的鼻"底"到颏"底"的距离，实际是由𬌗堤或修复后的义齿牙列所维持的颌骨间的距离范围的最低值所决定，但鼻底到颏底的距离，只适用于静态的测量，无法用于动态的测量。

对垂直距离的概念重新定义如下：高度正常的天然牙牙列、义齿牙列或𬌗堤在生理性开闭颌时所维持的颌骨间距离范围的最低值为垂直距离。

该定义有以下 5 个优点：

①无论有牙、无牙，有牙尖交错位还是没有缺失缺损等情况都包括在内；

②语音法确定垂直距离的生理依据包括在内；

③不与原有的概念冲突；

④垂直距离并不仅仅是天然在哪儿、需要人来确定的含义也包括在内：义齿牙列或𬌗堤如何才能高度正常，需要人来确定；

⑤应用时比原概念也更合乎逻辑、并可找到原因：如重度磨耗、过萌不足时有牙尖交错位，但可以说垂直距离低了，那是因天然牙牙列高度不正常；制作总义齿后，发音间隙没有了，垂直距离高了，那是因为比生理性闭颌时的距离高了。

（4）影响语音的因素：有牙无牙，对呼吸肌的收缩、声带的震动、咽、喉、鼻窦共鸣腔的共鸣不会产生影响；但对舌、上下唇、下颌的位置影响很大。根据语音的需要而改变口腔的形状和容积时，舌的位置和形态改变又最为关键，缺牙与人造牙排列的位置不对时，会使发音时的气流受不到阻挡或阻挡过大均可使语音不对，尤以某些辅音最为明显，英语中的"s，ch，j"等；汉语拼音中的"s，q，x，sh"等。

随着剩余牙槽嵴的骨吸收变化，义齿的边缘位置与抛光面外形也要随之改变。对总义齿来说，排牙建𬌗、固位稳定确实比发音清晰与否更重要，因此，不可能不使固有口腔的大小与外形发生一定的改变，这就不可避免的要对语音产生一定的影响，但此时影响的是喉音"k"、腭音"x"、舌边音"l"，而齿音"s，sh"不受影响，再加上发齿音时的发音间隙最小，即距垂直距离最近。因而，定垂直距离时齿音最常用。但是，如果颌弓关系不是严重的不协调，能做到其他的语音也正确，修复效果会更好。

在影响患者评价义齿好坏的因素中，咀嚼功能无疑是最重要的，剩余牙槽嵴的骨吸收、承托区、表面黏膜、颌弓关系的情况，颌位稳定性如何，唾液的情况、患者心理的情况等，无一不对义齿的咀嚼功能起着决定性的影响。相对于这些，语音的清晰与否确实显得不那么重要。但没有证据表明，不用语音法能提高成功率。能把垂直距离确定准确并让患者发音清晰，则有助于提高成功率。

语音法需要术者的经验与判断，这远不如测量的尺寸那样貌似直接而准确。但无根据的标尺测量，只能是标尺准确而不是测量的准确。语音法不会产生系统误差，测量误差是难免的，而语音法的测量误差是最小的。有多小？其含义是：相对于其他确定垂直距离的方法，语音法能定得有多准？这准与不准即指的是与患者原有垂直距离的差距有多少。

语音的形成，受地域、家庭、个体发育、教育训练等多因素的影响。同性的双胞胎，仍能从发音区别出来，说明语音的个体化特点，完全相同的共鸣腔是不存在的。对相同的音在发音时，距离 ICP 有多远，人与人之间也会有一些差异。𬌗关系不可能完全相同，除了咽腔、喉腔、窦腔的不同，不同人之间牙的大小、牙弓长短、牙弓宽度、牙弓外形、𬌗曲线、覆𬌗覆盖、唇颊肌张力、皮下脂肪黏膜下脂肪的多少等有诸多不同，发音间隙不可能完全一致。因而，将其应用于群体时，它不应是个定值，而应是个范围。但这个范围，应该小于息止殆间隙。人在长达几十年的言语中形成了固定的模式，既决定了不同音发音间隙的大小，又决定了发该音时开闭颌肌群的肌张力的大小，因而是相对恒定的，不会因失牙而发生很大的改变。以往人们的调查研究，息止殆间隙在 2 ~ 4mm，那么，最小发音间隙在前牙应为 0 ~ 2mm，在后牙应为 0 ~ 1mm。人与人之间的不同，在此范围内都应该是正常的。这就构成了无牙颌后，无论静态（不发音）、动态（发音），距离垂直距离最近的、可重复性检验的一个动态的范围（静态的息止殆间隙大于此范围）指标。如果将这动态的范围指标落实为静态的距离，操作准确的话，用语音法确定的垂直距离在患者原有垂直距离的 -1 ~ +2mm（+2 的产生好理解，原为 2，零点几的间隙也发音清晰；-1 的产生是原为零点几，1 点几的间隙也发音清晰）应该是可以做到的。这一理论，在 2008 年已由钱明[16]所做的符合随机对照双盲原则的试验证实（表 3-1，表 3-2）。该试验由不同的医师（A ~ L）为 6 位患者共进行了 72 次垂直距离的确定，因为是按临床要求做的，故 72 次的每一次都有可能成为患者总义齿的垂直距离。实验结果表明：

①以高于拔牙前垂直距离 2mm 和低于拔牙前垂直距离 1mm 为临界值，其间为适合范围。息止颌位法确定垂直距离共计 42 次，其中有 24 次不同程度超出适合范围，占 57%；发音法确定垂直距离共计 30 次，其中有 11 次不同程度超出适合范围，占 37%。

②以患者对方法的准确性来判断，如方法是可靠的，那无论哪位医师来确定，有多少医师来确定，患者在被用该方法确定时，都能确定在适合范围内。该情况出现在患者Ⅵ用发音法时。

③以医师对方法掌握的准确性来判断，如方法是可靠的，那无论给哪位患者确定，给多少患者确定，医师在用该方法确定时，都能确定在适合范围内。该情况出现在医师 L 用发音法时。

表 3-1　息止颌位法偏离值（mm）

	A	B	C	D	E	F	G
患者 I	-0.1	3.9	6.7	1.4	2.5	6.6	1.6
患者 II	6.5	2.6	6.6	7.2	1.3	1.6	0.2

续表

	A	B	C	D	E	F	G
患者Ⅲ	2.1	1.4	4.2	1.7	1.2	3.5	−0.4
患者Ⅳ	−4.6	5.3	2.6	3.7	2.7	5.3	−2.5
患者Ⅴ	−0.4	−0.3	6.1	1.6	4.2	5.4	−1.0
患者Ⅵ	−0.8	0.9	3.7	2.0	0.4	3.4	−4.3

表3-2　发音法偏离值（mm）

	H	I	J	K	L
患者Ⅰ	1.4	2.3	2.9	2.6	1.4
患者Ⅱ	2.9	1.0	1.4	1.6	−0.8
患者Ⅲ	2.0	1.2	0.2	2.6	1.3
患者Ⅳ	−8.3	4.1	2.9	2.3	2.0
患者Ⅴ	−3.3	−0.3	−0.6	−1.5	−0.7
患者Ⅵ	−0.7	−0.2	1.8	0.3	1.8

小结：确定垂直距离时存在着不确定性，语音法（或发音法）所确定的垂直距离与患者原有垂直距离的误差可以做到 −1 ~ +2mm。

（二）确定水平颌位关系时存在着不确定性

天然牙牙列存在时，牙尖交错位既确定了垂直距离，同时也确定了水平颌位关系。

无牙颌后，水平颌位也失去了依凭。髁突在关节窝的生理后位是一个概念上的位置，但并不是一个稳定的、可在临床上很容易判断出的位置，其是需要靠临床操作并需借助辅助器械才可较为精确地确定下来的位置，但还不一定是功能位，因此，如同垂直距离一样，确定水平颌位关系时同样也存在着不确定性。

相对于垂直距离的确定，水平颌位关系确定的如何，对义齿的稳定性影响更大。

虽然从误差的量级上来说，水平颌位的误差可能会小于垂直距离的误差或在同一量级内，但因为确定垂直距离所产生的误差对力的方向改变不大（几度），而确定水平颌位关系所产生的误差对力的方向改变较大（可达十几度甚至几十度），当成为三类无牙颌后，力的方向不能垂直于基托组织面时，十几克的侧向力便可使义齿移位。

一个应该纠正的错误概念是：认为靠总义齿牙列的尖窝交错可以约束甚至锁结住颌位。这可能是天然牙牙列时殆因素与颌位的关系以及无牙颌总义齿学中的可适位概念带来的误解。

无牙颌与天然牙牙列是没有可比性的。天然牙牙列殆因素与颌位的关系是生长发育过程中形成的稳定的、准确的关系。可适位概念却是要让几十年的颌位适应不知道颌位关系准不准的总义齿的殆关系。

如果说可适位概念在一类无牙颌总义齿的应用中是可行的，那有可能是某次确定的误差并不大，而且十几千克的固位力大于误差有可能造成的脱位力，观察下去便会发现是靠骨吸收、牙磨耗与义齿移位来代偿。

而成为三、四类无牙颌后，总义齿如何能约束住颌位？尤其四类无牙颌，固位力为零，十几克、最多几十克重的义齿怎么可能约束住颌位呢？显而易见是不可能的，只能是义齿移位，而且是马上，咬第一下就已经移位，移位后的义齿很容易引起松动、疼痛、功能不良；上颌三类时，马上掉下来，根本戴不住。可适位的概念，当不能限定颌位的误差在多大范围内是可适时，那就是一个模糊的、误导人的概念，不应该再用了。

1. 确定垂直距离时，存在的不确定性会在垂直向与前后向上造成水平颌位关系的误差。制作总义齿时，水平颌位关系永远是在某个垂直距离上的水平颌位关系。

从 Posselt 图中的习惯性开闭口轨迹判断，在正中关系范围内时，垂直距离定高了，在矢状面上，确定的水平颌位关系会比原来的位置偏前；垂直距离定低了，确定的水平颌位关系会比原来的位置偏后。

2. 正中关系位会在前向与左右向上产生水平颌位关系的误差。按经典解释，哥特式弓描记法可以准确确定正中关系位。

但需要明确的是：这只是在某一个人为确定的垂直距离上、可以准确重复的最后退位。其"准确"的含义是该位的重复性好，而不是该位与患者的原牙尖交错位重合性有多好。

不能迷信哥特式弓，或者说哥特式弓描记法也有局限性。该方法在水平面上找到的两条边构成的角的顶点是靠在水平面上做前后运动与侧方运动描记出的。但是，需要理解描记哥特式弓时所做的运动与咀嚼运动的不同，不涉及开闭口的水平面的运动与涉及开闭口的垂直向为主的咀嚼运动是两回事，后者主要是矢状面、额状面与两者之间的开闭口运动。

做哥特式弓描记动作时涉及的肌肉如下：

前伸、后退运动：双侧翼外肌、颞肌。

侧方运动：对侧翼外肌、对侧翼内肌、同侧颞肌。

很显然，这与咀嚼的开闭口、前伸𬌗、侧方𬌗时要涉及全部咀嚼肌群的双侧协同运动区别很大，不仅涉及的肌肉少很多，力量也小很多，方向又不同，因而，描记出的两条边构成的角的顶点虽然重复性好，但它与牙尖交错位重合的可能性很小，会产生前向与左右向的误差。

（1）前向产生误差的原因：以往的研究均已表明，约90%的人存在长正中。制作总义齿建𬌗时用的长正中量应该有多大？人们一般认为在0.5～1mm。这么小的区别也能称为误差吗？对于普通外科、骨科来说，这已是很精确的了。但在口腔科，天然牙牙列的牙尖交错位的容许误差不能超过0.02mm，0.5～1mm应该是一个很大的误差。

制作总义齿时，有0.5～1mm的长正中量就解决了问题吗？10%的一位者怎么办？长正中量小于0.5mm、或大于1mm时怎么办？无牙颌总义齿的水平颌位误差如超过0.2mm，足以让一个三类上颌的总义齿咬第一下就掉下来。在该行业，统计、样本、均数等在群体分析时是有价值的，但对于医师，每位患者的个体情况与需要才是最有价值的，而不是均值。即使某均值涵盖了某大样本中99%的人，当面对患者时，仍要判断该患者是另外1%还是这99%中的一个。所以，用哥特式弓描记法找到正中关系位后，还要继续判断该患者是一位者还是两位者？如是两位者，长正中量具体有多大？

做法可采取：如用上板下针，则应在描记轨迹顶点前方涂黑后，反复做习惯性开闭口几十次，如有必要甚至可上百次，直至找到印记最集中点的中心。两位者的该点肯定在原轨迹顶点的前方但不一定是正前方（图3-2～图3-4）。

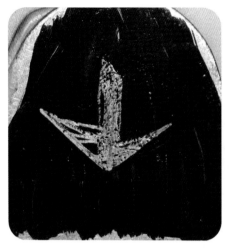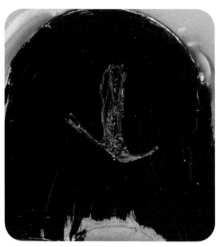

图3-2　两位无牙颌患者的哥特式弓描记图

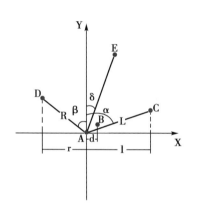

A：CRP

B：MCP

C：左侧方运动顶点

D：右侧方运动顶点

E：前伸运动顶点

d：MCP相对于CRP水平方向上的偏移量

l：左侧方运动偏离中线距离

r：右侧方运动偏离中线距离

L：AC间距离

R：AD间距离

α：左侧方运动与中线夹角

β：右侧方运动与中线夹角

δ：前伸运动与中线夹角

图3-3　坐标定位的符号含义

（2）左右向产生误差的原因：正中关系位还有可能存在左右向的误差。

戴总义齿的患者中，有偏侧咀嚼的并不少见。其原因有三：①真牙列时即是偏侧咀嚼；②真牙列时有惯用侧咀嚼习惯，由于总义齿人工牙的不耐磨而形成偏侧咀嚼；③义齿制作不当，造成患者不得不偏侧咀嚼。

每位患者的原因不同、程度不同、时间长短不同，其颌位有可能与正中关系位向前的矢状面产生左右方向上不同距离的偏差。在三个原因中，只有第三个原因如时间不长有可能被纠正过来，前两者，几十年形成的颌位一般

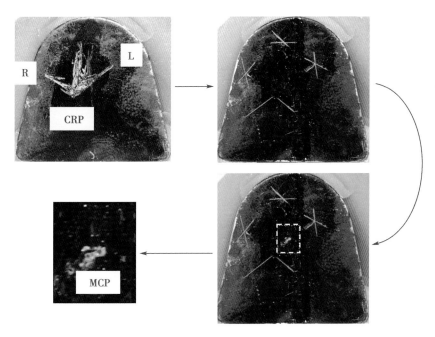

图 3-4　标记习惯性开闭运动产生的 MCP

是不可纠正的。但三者之间的区分是很困难的。偏差程度大时，如在正中关系位建𬌗，戴牙时会有颌位错了的感觉。做习惯性开闭口，在印记最集中点的中心建𬌗，如果是第三个原因，又成了将错就错。而且，口内哥特式弓描记器的受力点在中间，这与𬌗堤的受力点在两侧给患者的感觉是有区别的，蜡堤上受力的感觉更接近天然牙牙列。因此，相对于前向的长正中量的误差，左右向的误差更难办。要结合病史、脸型、剩余牙槽嵴的形状、左右骨吸收程度的差异等作出判断，用𬌗堤做咀嚼运动，观察闭口型也是有帮助的，但不确定性仍然很大。

3. 语音法与水平颌位关系的确定　仅仅把语音法当成确定垂直距离的方法不知是从何时形成的一个错误理解。语音法也可以用来确定水平颌位关系。除了哥特式弓描记法外，反复做自然开闭口、卷舌后舔、吞咽等临床方法确定水平颌位关系也已被应用多年。与哥特式弓描记法相比较，后三个方法的准确重复性较差；前者提供了一个后边界，而后三者没有。与后三个方法相比，语音法的准确性与可操作性要好一些。

语音法可以确定水平颌位关系的原因很简单，与语音法可以确定垂直距离的原理一样，多数词语的发音会让颌位离开 ICP。如果不考虑教养、文化等因素，天然牙牙列时，人一边咀嚼一边是可以同时说话的，将食物磨碎磨细到可以吞咽，吞咽时必须停止说话，闭合在牙尖交错位。该过程中，有多次反复的自然开闭口、有吞咽、有发音，但没有卷舌后舔。嘴里有食物时、说话发音时的颌位，自然不在牙尖交错位，但也不会太远，暂停说话马上就可闭合下颌开始咀嚼与吞咽。但不能以此推理在无牙颌时吞咽法会更准确，因为无牙颌后，不戴总义齿时，患者依然可以吞咽，垂直距离是低的，下颌舌骨肌收缩，舌背上抬，将食物向后方推送。此时，下颌骨应该是制动的，但定位在哪儿，与有牙时有何区别，却尚不清楚。能否吞咽，不应作为判断颌位的唯一依据。

用语音法确定水平颌位关系的方法：

（1）定前后关系：用语音法将垂直距离确定后，继续发连续的齿音"44、74、14"等，并根据发音时下𬌗堤唇面与上𬌗堤唇面的前后关系修整下𬌗堤前部唇面，切掉多出的蜡或添加蜡使其与上𬌗堤唇面平齐。如患者原来前牙的覆盖较大，发音时𬌗堤唇面平齐也能检验出下颌前移量有多少，多次连续发音后马上让患者咬合，下𬌗堤会后移，在前部𬌗堤即会有一定的覆盖量，在上𬌗堤𬌗面平齐下𬌗堤前缘处刻线做标记。

然后扩大语音范围，检查是否会有某些音在发音时下颌的𬌗堤能回到该刻线处，重复该发音，并咬合，重复性好，则可定下来；重复性不好，换音再试。

姜婷等的研究[17]证实，发"r"音时的髁突位置接近于下颌正中咬合时的髁突位置。据此可让患者慢慢说"南方人"、"耳后根"等类似带"r"音的短句，据笔者应用，一部分人下颌会前后动，观察说"人"与"耳"时的下𬌗堤前缘是否与上𬌗堤的原刻线平齐，在其后，则刻新线，以新线为准；在其前则用原刻线。前者是因为连续发带"s"的齿音后，下颌要休息，就如同胳膊抬久了要放下来一样，回原位的可能性较大；后者是因为当讲的不是普通话时，或普通话不标准时，前后移动量会有所不同，用此来判断的准确性要受到一定的影响。

中文的方言种类多，同字不同音，发音时的颌位、舌位、舌形变化多样，很难定下一个标准语句用于所有的患者来确定前后关系，最好在交谈中观察颌位的运动幅度，扩大语音范围，通过多次重复确定。

（2）定前牙区左右关系：在上下𬌗堤最前部画上下的中线。

扩大语音范围，注意检查上下中线在发齿音时是否能对齐，不能对齐则改下中线，譬如说"天蓝蓝"等舌腭音时中线的对齐程度。这样反复校对，将前牙区的左右关系先确定了。

（3）定后牙区左右关系：让患者在重复某语音数次后的某次发音后咬住，用口镜检查后部𬌗堤的左右关系。根据颌弓关系，如需以上𬌗堤为准，则修下𬌗堤；如需以下𬌗堤为准，则修上𬌗堤。在正常颌弓关系时，应让上下𬌗堤后部颊侧垂直对齐，反𬌗关系时，倾斜对齐。再在两侧磨牙区域贯通上下𬌗堤各画一条线。

从口中取出𬌗托，冲洗吹干，将三条线对齐，检查𬌗堤的后牙区舌侧，根据准备排牙的颊舌向位置修整蜡堤，让𬌗堤后部的舌侧也对齐。

重复检验：将𬌗托放回口中，扩大语音范围，检查发音是否清晰，数次嘱患者咬住，观察上下𬌗堤与其上的标志线标示的前后与左右关系是否重合，重合性好，则可将水平颌位关系定在此位。

总之，相对于天然牙牙列时牙尖交错位的明确可确定性，无牙颌、上无牙颌、下无牙颌、交错牙列缺损等丧失了牙尖交错位的任何情况下，医师在为患者确定颌位关系时都存在着一定程度的不确定性。将颌位关系确定在原牙尖交错位的上边、下边、左边、右边、前边、后边都是有可能的。口颌器官作为一个缓冲系统，虽然可以耐受相对于原位一定程度的误差，但这误差不可以均值的名义广泛应用于所有的患者，每位患者的神经、肌肉、韧带、缺损缺失后的状态不同，能耐受的误差大小也不同。作为一个医师，只能尽可能地减小误差，为患者确定的颌位关系在三维坐标上尽可能的接近患者原来的牙尖交错位。当患者因各种原因，一点点偏离了自己原来的牙尖交错位后，如果时间较长，则有可能形成不同于原来的习惯性闭合道。几年、十几年、几十年的肌肉训练是否定型了？还能否回到原来的位置？更增加了其不确定性。

所以，虽然一方面要尽可能精确确定颌位即排牙要建的𬌗位；另一方面，通过𬌗型的设计让患者可以从医师确定的颌位自由找到其最适位，才是合乎科学理性的。

四、人工牙的选择与排前牙

定好颌位关系、在𬌗堤上刻好标志线后，就应该选人工牙了。人工牙的选择属于诊断内容的一部分，因而应是医师的事，而不是技师的事；排前牙，是医师或医师和技师的事；排后牙，是技师的事（根据医师所选𬌗型的排牙要求与𬌗堤的位置来排，本章从略）。选牙，包括后牙的选择与前牙的选择。选牙，并不仅仅是要对人工牙的尺寸、形态与颜色作出决定，患者的饮食习惯、骨与黏膜的情况、颌弓关系的情况、长正中的有无与大小、颌位关系是否稳定等，技师是看不到的，都需要医师考虑好，才能为患者作出正确的选择。排前牙，并不仅仅是把前牙排上，而是要看到前牙选的是否正确，要排出个性，防止出现义齿面容。

（一）对𬌗堤的要求

一个正确的𬌗堤，应该满足以下要求：

1. 尽可能准确地记录颌位关系（颌位关系不会错到需要技师重上𬌗架、重排牙）。

2. 恰当地恢复唇颊侧的外形与丰满度（可以此定人工牙的唇颊面位置）。

3. 𬌗堤的长度即牙列的长度（𬌗堤末端是最远中牙的远中面位置，可据此选牙列的总长）。

4. 𬌗堤后牙区的宽度与高度即人工后牙的颊舌径宽度与𬌗龈径（舌面的位置也定了）。

5. 上下𬌗堤的关系指明了前后牙是否要排反𬌗。

6. 标志线准确清晰（主要是中线，位置与走向；唇高线其次）。

（二）后牙的选择

口腔修复科的诊室中，应有多种𬌗型不同品牌的人工牙储备。

一副义齿的成败主要取决于后牙（仅前后牙相比），根据患者的情况，医师对人工后牙𬌗型、耐磨性的要求决定了品牌的选择，某品牌的后牙选定后，再配用该品牌的前牙即可。所以，应该先选后牙再选前牙。

应遵循什么原则来选择后牙？以往的记载归纳起来有以下三条：

（1）颌间间隙决定后牙的颊面高度（𬌗堤高则牙的𬌗龈径大）。

（2）牙弓大小决定后牙的近远中径大小。

（3）牙槽嵴条件越差，牙尖斜度应越小或用非解剖式牙。

在这三条中，前两条是几何因素，无疑是明确而可操作的。其他的则还有很多内容未能明确。

后牙的选择，主要是对𬌗型的选择。𬌗龈径、颊舌径、近远中径的确定较容易。

1. 颌弓关系的影响　颌弓关系对𬌗型选择的影响是显而易见的。从正常颌弓关系到轻、中、重度反𬌗，其间并不存在明确的界限，排牙的困难随着反𬌗量的加大也逐渐加大，直至难以建𬌗。一个𬌗型不可能应付得了。

（1）解剖𬌗型：适用于正常颌弓关系。轻度反𬌗时应用就有困难，此时，侧方𬌗要求的上颊尖舌斜面与下颊尖颊斜面的接触就不一定能做到。

（2）舌侧集中𬌗型、长正中𬌗型：适用于正常颌弓关系、轻度反𬌗与中度反𬌗关系。

区分轻、中、重反𬌗关系如用角度法来判断，在临床上并不实用，因为颌间间隙不同时，反𬌗的量是不一样的，一个十几毫米的颌间间隙与一个近40mm的颌间间隙，同样的80°，但反𬌗量相差不止1倍。可根据所选后牙的颊舌向相对的位置关系，以上下6正位放于牙槽嵴上时，上6近中舌尖顶对位下6的位置来定：①在下舌尖的1/2以内，属轻度反𬌗；②大于1/2为中度反𬌗；③大于整个舌尖为重度反𬌗；④大于整个牙为极重度反𬌗。

舌侧集中𬌗型、长正中𬌗型：①在轻度反𬌗时，可采用扭转法，将牙倾斜即可；②在中度反𬌗时，则需采用扭转加调磨移位法，将牙倾斜并调磨下舌尖的颊斜面，将窝加宽，将上舌尖与下牙接触的位置向舌侧移。③在重度反殆时，用舌侧集中殆就无能为力了（详见"七、反转杵臼殆型人造后牙"）。

（3）线性殆型：适用于正常颌弓关系与轻、中、重、极重度反殆关系（但该品牌代理商在注册法实施后未注册该牙）。

2. 颌位稳定性的影响 患者的颌位稳定性如何？是选择后牙时必须考虑的。

当做好殆堤后，颌位稳定性差的患者不能重复良好的咬合，给确定颌位关系带来极大的困难。这时，选牙要考虑两个问题：

（1）勉强确定的颌位关系，患者在进食时能不能重复性良好地咬在这个位置？

（2）患者不咬在正中殆时（该类患者会频率很高地咬在其他位置，即牙尖上、斜面上），义齿会不会松动、掉？

由于颌位不稳定的情况目前尚无分级，患者病情的发展也难以预料，因此，Frush 医师在全殆面建立自动正中的概念是唯一不会犯错的理论与做法。

线性殆型适用于该类患者。

所有有尖类殆型都不适用于该类患者。

3. 骨吸收量与承托区变化的影响 当患者是一类、二类无牙颌时，以上两个因素是决定后牙选择的主要因素。而三类、四类无牙颌时，颌弓关系在正常，也不得不多考虑骨吸收量与承托区变化的影响。

前已述及，此时，固位力严重丧失，保持义齿稳定是最重要的。什么样的殆型用起来义齿最稳定呢？最重要的是能做到以下两条：

（1）能从正中关系位自由找到最适位。

（2）从正中殆位到侧方殆位，变位不变力的方向。

目前全世界的后牙中，能完全做到以上两条的只有线性殆型。解剖殆型除非被调成介于舌侧集中殆型与平面殆型之间的形态，几乎不适用于三类、四类。

4. 长正中的影响

（1）解剖殆型：适用于无长正中的一类、颌弓关系正常的无牙颌患者。

（2）舌侧集中殆型：适用于无长正中的二类、三类的无牙颌患者，可有轻中度的反殆。

（3）长正中殆型：适用于有长正中的一类到四类无牙颌患者，但其中有重度反𬌗者则不适用。

（4）线性𬌗型：适用于有长正中的二、三、四类无牙颌患者。

5. 偏侧咀嚼的影响

（1）解剖𬌗型：不适用于有偏侧咀嚼的无牙颌患者。

（2）舌侧集中𬌗型与长正中𬌗型：适用于有偏侧咀嚼但偏斜量较小的患者。

（3）线性𬌗型：适用于有偏侧咀嚼的无牙颌患者。

虽然国内目前人造后牙的品牌不少，但总结起来有如下情况：

（1）大多为解剖𬌗型。

（2）舌侧集中𬌗型可用解剖𬌗型排出来。

（3）长正中𬌗型比舌侧集中𬌗型适用范围广。

（4）舌侧集中𬌗型与长正中𬌗型通过扭转、调磨又可用于中度反𬌗的患者。

（5）目前国内外还没有可方便用于重度反𬌗的有尖类𬌗型的后牙。

（6）线性𬌗型用途广泛但受进口限制。

（三）前牙的选择与排列

总义齿后牙的选择与排列主要考虑的是功能的需要与保健的需要。

总义齿前牙的选择与排列主要考虑的是美观的需要、发音的需要与保健的需要，有功能的需要时要在保健的前提下考虑。

选前牙时，近远中径与𬌗龈径的大小是很容易确定的，唇舌径一般不用考虑。

当面对一个无牙颌，考虑前牙的选择与排列时，就如同画家或建筑师在面对一座年代久远的废墟，不知道它在坍塌以前是以何种姿态屹立在大地上。取印模、定关系、交给技师去排牙。既不违法、也不违医德，但却是反艺术的。在许多领域都实现了机械化、自动化、标准化、计算机化的今天，把前牙排的整整齐齐、甚至左右完全对称是最容易做到的，但只是合乎了机械标准，而要想使无生命的人造牙表现出生命力则是不可能的。人不是机器。一个医师这样做没关系，一时这样做也没关系。但几年、十几年、几十年，从大大小小的诊所、口腔科、口腔医院里，从北京、上海、成都、武汉……，从全国各地，口腔修复的从业人员制作出了几百万、几千万付排的整整齐齐的塑料牙总义齿，像一个模子里倒出来的，不同年龄、不同性别、不同身高、不同肤色、不同脸型、不同气质的人露出了一样的牙型、一样的排列、一样的颜色，一样的"义齿面容"。这就不是小事了，一个有智识的业界应该避免发生这样的事情。该问题与医疗体制、患者生活水平等有关，而不是患者对外观没要求。当患者嘴里的义齿有疼痛、松动、吃不了东西时，可能顾不上外观。但如果医师能解决这些问题，进而询问：您如果愿意把义齿做的像原来的真牙，可以带一张原来有露牙的相片来做参照。你绝对想不到患者会带一张他/她风华正茂时的相片给你，而不是老年后的、哪怕是人过中年的相片，你一下子会觉得力不从心了，把义齿的外观制作的能满足患者的内心期望是很难的。

1. 总义齿前牙的牙型设计与排列　按理论可分为以下三个阶段延续而来[18]：

（1）从杂乱无章到不同气质理论。

（2）牙体解剖、几何、统计学理论。

1887 年，Hall 医师发现人的牙外形大致可分为卵圆型、方型与三角型三种。

1903 年，Berry 医师认为牙的轮廓线与头面部的倒置轮廓线外形应相似且比例合适。

1908 年，Williams 医师在殆堤上画线，测量口角线、唇高线，根据脸型选牙型；绘出了脸型、牙型的典型外形与混合型，有 3 型、16 组、57 个牙型。

（3）义齿美学理论

1）Zech 医师父子与 Frush 医师的 Dentogenic 概念与 SPA 因素

1936 年，瑞士的 Zech 医师觉得给患者所做的义齿仅仅用卵圆型、方型、三角型等牙型仍太过于标准化，整整齐齐的排列也过于死板。于是征求他儿子 Wilhelm——一个雕塑家的意见，小 Zech 以一个艺术家的眼光观察后认为，每一副义齿都属于一个特定的活生生的人。他将牙型与前牙的排列，按每个患者的特点进行了调改与艺术的不规则处理，结果大受欢迎。十几年后，Frush 医师到瑞士 Zech 医师的诊所参观学习，大受启发。从 1955 年以后，陆续发表了不少文章，阐述义齿美学理论中的 SPA（性别、个性特征、年龄）因素[19-23]。

①性别因素：强调的是男女之间的区别。

任何有性繁殖的动物，雌雄的区别都是显而易见的。

牙与身体的其他部分一样，受基因的控制发育形成在不同性别的个体中，也应具有性别特征。

女性牙的形态特征是女性美的表现：圆滑；娇柔；曲线优美。

男性牙的形态特征是男性美的表现：粗壮；棱角分明；立体感强。

②个性特征因素：强调的是个性。

人年轻时个性特征不明显是可能的，但年长以后，几十年岁月的雕琢，必使个性特征凸显。

一个人过的什么样的日子？他/她的内心世界、他/她的物质条件都会在面部表现出来。而牙齿作为这表情的一部分，也应与之协调。

体格的个性较易表达；人格的个性表现为深层次的、活的，不易表达。

③年龄因素：强调的是增龄的变化。

牙齿与身体的其他部位一样，随着人年龄的增长也在变化。

但年龄的变老并不是人随年龄增长而发生的唯一变化，人的修养与道德、人的经验与阅历……不一定是变老了，而有可能高尚、丰富……。

2）艺术多种元素在口腔科的应用（线条、形状、明暗、构图、色彩等）。

2. 个性排牙法　个性排牙概念自 Frush 医师以后，已在许多国家被提倡。但不包括选牙就仅指排牙？还是包括选牙的个性排牙？从逻辑上分析应该是后者。

个性排牙法，有三个层次：

（1）机械法：主要通过增加变数来减少重复。

1）尽量应用前牙型号多的品牌。

2）尽量有多种不同品牌的前牙备用。

3）根据𬌗龈径、近远中径选择大小。

4）根据面型的倒置选择牙型（方型、卵圆型、三角型及三者之间的过渡型）。

5）根据肤色选择牙色。

6）根据鼻唇眼额的立体感选择唇面的外形。

7）根据皮肤的细腻程度选择唇面的纹理。

8）根据眼神的亮度选择唇面的光泽。

9）尽量把高低、倾斜、扭转、拥挤、重叠等位置的几何变化用于排牙。

（2）机械法加艺术元素处理法：除了应用以上选牙排牙的各种变化外，牙的仿磨耗程度、特殊染色、隐裂的设计、牙龈的外形设计与染色等应用艺术元素的处理都可用来进行个性设计与制作。

目前的医患交流软件，实际已利用了以上的某些内容，在屏幕上可将制作前的设计展示给患者，并有多种变化与选择供患者挑选，医师确定后发给技师。

Frush 医师的继承者所销售的品牌 Geneva 2000 将男性牙与女性牙分开了。

（3）艺术性创作：在以上做法之外，要想赋予无生命力的人造牙以生命力的表现，只有将其整合为一个生命个体的一部分，这便需要艺术性创作了。但艺术作品的创作或美的创造从来就不仅仅是技术层面的事，无论用哪种艺术创造出的美，都离不开精神层面的东西。

医术与艺术不是一个门类，而偏偏该问题却要将两者牵扯在一起，只有在此时，医学的短板之处才那么明显。如牙体解剖学每个尖、每条沟、每条嵴都讲到了，但却遗漏了男性牙与女性牙的区别；统计学可以得出某群体冠高、冠宽、冠厚的均值，但具体到某人，却无法提取出个体值来；而颜色、位置、排列、经历、个性更是无凭无据，什么书上都查不到。由此看来，牙体解剖学、统计学等原知识范畴的内容应是参照之一而不是唯一的参照。尊重艺术规律、使每一个生命具有其个体特征也符合大自然的规律，哪一个生命群体不是千姿百态的呢？此时，让医学服从于艺术，在逻辑上也是符合生物学法则的。

从义齿美学理论史中可以看出，Zech 医师父子与 Frush 医师当时做的便是艺术性创作。SPA 因素诞生于前贤的审美意识与艺术追求，其给后人留下的感觉不可操作的空白处在当时与以后实际中都是需要精神来填充的。

何为男性美？何为女性美？

女性牙一定要"圆、柔、有曲线"才美吗？男性牙一定是"粗壮"才美吗？

不同的文化背景会不会对美有不同的认同？

不同的时代对美的认知有何不同？

一位瘦小的男性患者与一位高大健美的女性患者相比，给谁选的牙应更

"柔"一些呢？

牙怎么来表现人的个性特征呢？

一对双胞胎，同性，身高、外貌难以区分，性格有明显不同，不同的"个性特征"怎么来表现呢？

庄重的牙是什么样的？

……

这许许多多的问题不仅在做总义齿时会遇到，在做前牙冠类时同样也存在。

1）不需要额外增加临床程序：艺术性创作是有心人在有机缘时所为，不需要额外的临床程序。

从接诊开始，患者的脸型、表情、步态，陪同的人员，彼此的动作、谈话都告诉了医师许多东西。

问诊修复史时的回答、对旧义齿的评价可了解患者的经历与一部分要求。

取初印模后，已知患者的配合能力，此时，医患间产生的信任是进一步交谈的基础。

终印模完成后，对患者的性情基本了解；对原来真牙的大小、形状、颜色、排列、磨耗程度有了一定的了解；对旧义齿的前牙外观是否满意有了一定的了解；对患者的喜好初步可定。

请患者回家找有牙时的露齿笑的相片。患者带不带来，带什么年龄时的相片来都能说明问题。

定好颌位关系后，对丰满度确定了，牙弓长度有了，牙的近远中径、𬌗龈径也定了。此时可与患者商量现在他/她对这次要做的牙有没有什么要求？按𬌗堤选的牙大小可否？按脸型选的牙外型可否？按肤色选的牙颜色可否？按五官轮廓选的牙立体感可否？按皮肤选的牙纹理可否？按眼神选的牙光泽可否？但选择的依据酌情决定说与不说。

一番交谈下来，可了解患者希望保留什么，希望改变什么。这希望中有合理的，也可能有不合理的。这其中，有哪些是气质、爱好、修养决定的，有哪些是处世态度影响的，患者的表情与眼神有时比话语更真实。

有可能某位女性患者喜欢男性牙型，有可能某位方脸型患者要卵圆型的牙，有可能某位患者黑皮肤却挑白牙……，这都能在患者的审美意识中找到依据。

患者的审美能不能使医师产生审美共识？能不能激起创作的激情？那只能看缘分了。

2）不是为了生理，是为了心理，为了艺术审美情趣：在人的面容中，能做表情与传神的器官以眼、口最为重要，人观察人，看得最多的也是这两个部位。人的七情：喜怒哀伤忧恐惊，哪一种表情没有唇齿参与表达呢？

将义齿做得表现出患者的个性之美来，其目的并不是生理上的实用，而是纯粹的精神快乐，既给患者快乐，也使医师快乐。

在西方的艺术史中，美是属于哲学范畴的。在当代，她仍是关于艺术的哲学、心理学与社会学的融合体。探讨美，这一话题远非本书可为。我们的患者非男性即女性，男性美与女性美首先是个性排牙时需要了解的，起码应该理解 Frush 医师等理论的含义。

在不同时代、不同文化背景、不同国度的大师们的作品中可找到相近的刻画与描述，说明人类是具有某种共识的。可惜的是，对女性美的描述可以找到，而找不到对男性美的描述。

在古今中外的画家、雕塑家们涉及女性的作品中确实大多都有"圆滑、娇柔、曲线优美"的形态特征，但这有赖于欣赏时的理解，更能说明问题的是文学家们的作品有以下几种：

17 世纪中叶的诗人张潮在他的《幽梦影》第 130 条说道："所谓美人者，以花为貌，以鸟为声，以月为神，以柳为态，以玉为骨，以冰雪为肤，以秋水为姿，以诗词为心。"

莎士比亚、托尔斯泰作品中美好的人物都是女性：朱丽叶、奥菲莉娅、鲍西娅、娜塔莎、安娜、玛丝洛娃。貌柔而坚贞，冰清玉洁。托翁的审美观点是：女性是绝对需要与男性有大区别的。她们需要有女性的温情，一旦男性化，这种温情就会消失。他希望女人是柔弱的……。

曹雪芹的《红楼梦》第 78 回中，在赞颂晴雯的美与诗意的生命时说："其为质则金玉不足喻其贵，其为性则冰雪不足喻其洁，其为神则星日不足喻其精，其为貌则花月不足喻其色。"

为什么没人写男性美呢？原来，大师们把女性视为美的象征，在精神深处导引男人前行。歌德在《浮士德》结尾的地方写道："永恒的女性，引导我们飞升！"

如果我们的女性患者都是优美的，男性患者都是壮美的，那问题就简单了。当前者并不是线条优美、身体柔滑时，后者并不是威猛有力、棱角分明时怎么办？大师们的作品留给后人的寓意之一是：观察人不应仅仅看形体，而应看其美学特征与精神。文学艺术的优美范畴永远属于女性，而壮美范畴则属于男性，女人可有瞬间的壮美，但不应成为其基本审美特征。

所以，美是纯粹精神层面的。

义齿何以为美？这不仅取决于医师与技师的艺术审美修养与艺术创作的能力，也取决于患者的艺术素养。

3）创作是不可教的：就如同文学可教，而作家却不是教出来的一样。无论善于总结的专家基于多年的积累得出的经验有多好，它也永远适用于已完成的患者，对现在的患者、对将来的患者，仍需要现在的人、将来的人根据已有的经验去进一步的创造。

表达个性的排牙不能在蜡堤上、模型上、殆架上来判断是或非，就像一个演员的优劣不能在马路上判断而要到舞台上一样，口内才是牙的舞台。

爱默生说："所有崇高的美，其中都包含有一种道德元素，美永远同思想的深度成正比。"其道德在此时，体现在医师创造时的非功利状态、对患者的理解与博爱，而不是为了展示、竞技、造成视觉冲击，或为了高收费。如果画师在作画时先想这幅画要卖多少钱，那他永远写不出世间的大美。李苦禅、傅抱石、吴冠中等创造了美的大师们都说过类似的话：人品重于画品，必先有人格方有画格，人无品格，下笔无方。

技术细节、艺术元素、材料种类对谁都是一样的，但医师与技师是否高尚？是否有艺术素养？是否充满激情？其结果是大不一样的。就像宗白华先生所说：有人写的诗万古流传，而有人写的隔日即无人再提。词汇对谁都是一样的。好诗，是创造，是生命的表白，自然的流露，灵魂的呼喊，像鸟儿在叫，像泉水在流……。

所以，任何美学理论都回答不了具体某位患者的牙应该怎么做就算美，但艺术性创作的结果应该是：

它此时是唯一的；

它只属于该患者；

它是医患间一对一心意诉说的产物；

它是医师与技师清雅唯美的产物。

五、总义齿戴牙

本章只补充戴总义齿时的"就位"概念与基托边缘问题。

总义齿戴牙时，"戴入"与"就位"是两个不同的概念。这两个概念对固定修复体较易区分，但对总义齿却有些模糊。将义齿戴入口中，"戴入"是通称、泛指或俗称；而"就位"是学术专业名词。

（一）关于总义齿的"就位"概念

对总义齿来说，就位并不是一个可有可无的概念，也不仅仅是去除倒凹就可完全就位。

在固定义齿与可摘局部义齿戴牙时，判断义齿是否就位比较容易：固定义齿的边缘与预备体的边缘之间的间隙是一个明确的、可用于判断是否就位的指标；可摘局部义齿的𬌗支托与𬌗支托窝之间的间隙也是一个明确的指标。

但总义齿戴牙时，却没有类似的这样一个明确的、外露的、可直接探及的指标来帮助判断义齿是否就位了。

总义齿"就位"有两个涵义，应是先做到 1，后做到 2：

1. 不受力时，基托组织面全范围或绝大部分范围与承托区黏膜有接触。

2. 𬌗龈向受力时，基托组织面全范围均匀下沉。

有多种原因可导致总义齿初戴时不能做到 1：

①组织面有倒凹；

②取印模时的操作不当：黏膜局部的受压变形，取出时托盘的变形，印模材的脱模；

③灌模型时的操作不当；

④义齿制作过程中操作不当；

⑤义齿基托材料的内应力性形变。

当以上问题没发生或解决后，基托组织面全范围或绝大部分范围与承托区黏膜有了接触，还不能算就位完了，因承托区黏膜各处的厚薄不一，𬌗龈向加力检查时，义齿下沉不匀，此时，并不仅仅是硬区部位需要缓冲，而应经过缓冲使全组织面做到均匀下沉才是就位完全了。

以往，将此归类于影响义齿稳定的因素之一，但是，口腔修复学范畴内的概念应有一致性。

在固定义齿学与可摘局部义齿学中，"就位"概念是固位体𬌗龈向完全到位的含义，固定义齿的稳定、可摘局部义齿的稳定与否都要在义齿就位后才作出判断。

总义齿也不应该还没就位就判断是否稳定。而且，固位体没有下沉的问题。但总义齿不可能不下沉，这是黏膜支持方式所决定的，下沉后，总义齿𬌗龈向才是完全到位了，而做不到均匀下沉，则是部分区域就位而不是全部就位了。继而，功能状态下的不稳定才会发生。

可见，无论哪类修复体，完全就位都是戴牙时调𬌗前、判断是否稳定前应该先做到的事情，而不是后发现。所以，总义齿就位与否，应该先检查，其特有的两个涵义，缺少哪一个都是不完全的，即没能就位。

应用此概念有以下两个好处：

一是在教学中概念清楚，总义齿的戴牙与其他类修复体的戴牙，在前几项基本内容上有了相同的检查顺序：

固定类：　　　　　　就位（组织面、邻面）→边缘→𬌗接触……

可摘局部义齿类：就位（组织面）　　　　→边缘→𬌗接触……

总义齿类：　　　　　就位（组织面）　　　　→边缘→𬌗接触……

二是可提高疗效，完全就位后，组织面对于总义齿稳定性的影响就不用考虑了，只需检查抛光面、排牙与𬌗面的设计如何，比混在一起更容易发现问题，还可大幅度减少牙折的风险。

义齿压痛定位糊（PIP）目前尚未在全国普及，这是一种检查基托是否就位必不可少的临床消耗材料。印模材料虽然也可用于此目的，但 PIP 使用起来要方便得多。

（二）关于总义齿的基托边缘问题

有以下五个内容要补充：

1. 处理义齿的基托边缘，应该有分区概念。

印模取出后，实际也取出了基托边缘的形态。

翻成模型后，模型的边缘要做成比前庭沟底宽出 3mm，高出 3mm 是有道理的。如果医师的印模准确，边缘 3mm 以内的形态是不用技师费心的，取成什么样，蜡填满，雕蜡型雕的是这部分以上至龈缘的抛光面外形。

开盒后，塑胶菲边在其上，去除菲边，菲边至边缘的部分不动，抛光面打磨好后，一起抛光即可，即"被动性"处理。

患者的前庭沟不一定会是一样宽的，不同的患者宽窄不同，同一患者的不同部位宽窄也可能不同。出于边缘封闭的需要，各处的形态是什么样就是什么样，千万不要追求均匀一致、等宽、貌似美观的边缘形态，那是技师的或医师的边缘而不是患者需要的边缘。

将其作一颊舌向断面，分为 4 个区：1 区、2 区是组织面，不会动到；4 区是抛光面，可动；3 区是不该动却经常被动到的区域，是黏膜由咀嚼黏膜向被覆黏膜的过渡区域，是肌肉黏膜活动的终止区，是保障边缘封闭的缓冲区，没有 3 区，2 区长度再合适也形不成良好的封闭（图 5-1）。

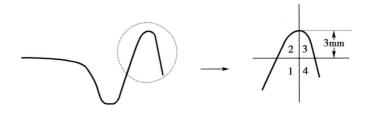

图 5-1　前庭沟颊舌向断面分区

2. 上颌结节远中的前庭沟的远中末端，有可能在翼上颌切迹的远中颊。

"口腔前庭"、"前庭沟"概念，有一定的误导作用。前与近中意义相近，当前庭沟位于后方远中时，似乎不达意。

教科书告诉我们，翼上颌切迹为上颌总义齿两侧后缘的边界。似乎此处从前后向或近远中向上处于最后方。但不少患者两侧上颌结节远中的前庭沟的远中末端，在近远中向上更偏远中。从道理上，后缘在哪儿，取决于解剖结构，不取决于人为的画线。所以，无论前庭沟位于上颌结节的颊侧还是远中，沟发育到哪儿，基托就应伸展到哪儿，即使到了翼上颌切迹的远中颊，作到那就是了，否则，会因此处作短了而固位不良却难以发现。

3. 线性𬌗总义齿不做后堤说明了什么？

为了防止空气从上颌基托的后缘进入基托和黏膜之间，在基托后缘的组织面制作后堤，"义齿后堤与软硬腭交界处的黏膜组织紧密接触，形成良好的后缘封闭，有利于义齿的固位[24]。"这是总义齿学中的经典要求之一。但线性𬌗总义齿却不要求制作后堤。刚开始我们也心存疑虑，应用的久了，发现绝大多数患者都没问题。其道理应包括以下几点：

空气进入基托和黏膜间的原因不外乎两个：软腭抬起和上颌义齿后缘下降。

软腭的运动抬起不可避免；而上颌总义齿如果固位良好为什么后缘会下降呢？

非咀嚼态时不会，咀嚼态时会，尤其是前伸、切割时，义齿前牙受力时后缘会下降。而线性𬌗是小开𬌗，前牙切割食物后尚未对刃时后牙已接触，从而比有覆𬌗的解剖𬌗大大减少了义齿后缘下降的机会。但如果黏膜弹性不好、唾液少的患者，还是应该制作后堤。不制作后堤者，后边缘要偏前一点，最好终止在软腭运动不明显的地方。

4. 边缘形态与无牙颌的类别

一、二类无牙颌的边缘，应该是取出来的。

印模如果取的准、制作的良好，戴牙时这两类总义齿的边缘应该不用动。如果𬌗堤、排牙都制作的很好，戴牙时，抛光面也不用动，戴牙就很快了。组织面调一调，就位后，再调𬌗就可戴走了。

三类上无牙颌的边缘，也应该是取出来的。

三、四类下无牙颌的边缘尤其是舌侧，可以是取出来的，也可以是根据解剖形态定的。

取出来的含义即不是磨出来的，磨改——改的了长短，改不成一模一样的外形。目测的外形，永远不会有取出来的准确。取出来的边缘处被磨改以后，从道理上应该重衬。

四类下颌的舌侧，因为取模时黏膜要向下被推开，设计义齿基托时此处的基托与骨却要求是对接关系，取模时基托边缘超过下颌舌骨嵴是应该的，否则推不开黏膜，但制作基托时不能做到舌侧去，抛光面随之也会偏舌侧了，可根据取出的骨面舌侧边缘来定舌侧基托边缘位置。戴牙时，推开黏膜，基托就位，用示指指腹可感及两者对接的如何。如果做宽了，应磨改边缘至与骨对接良好，抛光面随之与骨的舌侧面移行一致即可达到要求。

5. 要注意三、四类下颌颏神经受压问题

下颌颏孔开口于下 45 的唇颊侧，本来是一个在下颌骨体上向后外的开孔，直径小的有 2～3mm，大的有 4～5mm，当下颌骨吸收成三、四类后，颏孔会成为向上的开口，颏神经在黏膜下可触及，指压有麻痛感，基托组织面相应区域一般在 45 下方的唇颊侧的边缘处，因黏膜下即为颏神经，不同于其他处有较厚的黏膜下层或固有层，因而此处不能受压，只能缓冲组织面解决。

六、对平衡殆理论的
理解与应用

制作解剖殆型的总义齿时，在殆架上完成正中殆位的排牙后，在非正中殆位进行牙列的调整时，传统上要做到平衡殆。这就要用到平衡殆概念或理论，其主要内容是五因素、十定律，分为前伸殆平衡与侧向殆平衡。该理论是 1925 年由 Rudolph L. Hanau[25] 提出的。50 多年后，孙廉将其简化成了三因素、四定律[26]。

Hanau 提出其理论后，很快便得到了广泛的认同，当然也产生了对该理论的争论，问题集中在：辛辛苦苦在殆架上调整建立的前伸、侧向殆平衡，在口内能不能实现？有没有用？"食物入口，平衡丧失"，便是流传很广的一句话。时间过去了近 1 个世纪，有了种植义齿后，平衡殆理论还有没有用？

只要有总义齿，平衡殆理论中的合理内容就会有用。

（一）该理论产生时的背景

在 Hanau 提出五因素以前，已有了约 80 多年殆架发明与应用的历史，这些不同形态、不同设计的殆架是在解剖学、生理学等学科发展的基础上制作出来的。1889 年 W. G. A. Bonwill 三角理论，1890 年 Graf von Spee 曲线，1908 年 Alfred Gysi 同心圆理论，1918 年 George S. Monson 球面理论；1910 年前后，解剖殆型人造后牙的问世、Wilson 等人倾斜磨牙以建立前伸殆平衡的做法等，无疑都是 Hanau 提出五因素、设计出著名的 Hanau 殆架的背景。这是总义齿学历史上形成的第一个较为系统的殆理论，在当时是集大成者，是博采众家之长的结果，因而在后来影响较大。历史上最为著名的 Merrill

G. Swenson[27]与 Carl O. Boucher 的两部总义齿学专著[1]中，也都用了多页的篇幅讲述。但正如 M. G. Swenson 教授所说，"总义齿学不是一个静态的科学"。平衡殆理论在应用中被发现问题、被质疑，甚至不被采用都是很正常的。只要对患者有用、有效，理论总是人写的，也应该可以被改写。

（二）按照生物力学的相似理论分析，平衡殆理论较为关注的是几何条件的相似，也认可边界条件的不相似

面弓转移、殆架的应用、髁导斜度所要求的与髁道斜度相等、同心圆理论……，都是追求的几何条件的相似。

而前伸、侧向殆平衡则认可的是基托这块板在无牙颌黏膜上的一类杠杆运动特征，等于是认可了总义齿与真牙列边界条件的不相似。因而要用平衡殆在（杠杆）支点线（牙列前后或两侧后牙中点的连线）的两侧建立力点来防止板的翘动，这都是其经典的内容，而在几乎所有的殆型中应用至今。平衡殆理论产生前后的许多理论、排牙方法与调殆方法，实际已形成对平衡殆理论的互相补充或互相修正。

（三）平衡殆只在咀嚼中的某些时段有用

无论五因素对考虑建立平衡殆的影响因素是否全面，十定律在逻辑关系上无疑是严密而正确的，但它是在几何学、代数关系上的严密而不是功能上的严密，因为殆架上的关系不能等同于咀嚼功能中的多变状态下的复杂关系。

咀嚼态可分为有食物时与无食物时两种；有食物时又可分为有硬食物与有软食物两种。咀嚼时又可粗分为初、中、末期三期。初期，前牙切割、后牙穿透，对食物进行分割；中期，后牙对食物进行挤压与捣碎；末期，将食物磨细达到吞咽阈。

很显然，总义齿只有在咀嚼末期及无食物咬合时与在殆架上时近似。

如果将每一次咀嚼运动细分，会发现最需要平衡殆时却无平衡侧接触：前牙切割开始时，开口度最大、用力最大，此时义齿最需要防止翘动，但此时却没有平衡殆，即后牙此时没接触。"一旦切断食物，前牙切缘接触，后

牙也有接触[14]。"食物切断后，前牙不再用力了，后牙再接触有什么用呢？尤其当上颌骨吸收成三类后，固位力很小，食物还没切断，上下前牙的切缘还没来得及接触上时，义齿后缘就掉下来了！又怎么能等到食物切断后呢？

前牙的切割也分食物，脆性的食物如吃整个苹果时，切断一块下来后，前牙也不一定接触，舌便会将苹果块移到后牙去咬碎；而较韧性的食物、食物块较小时，切断后前牙会接触。

后牙穿透较韧、较硬、块较小的食物时，用力较大。如咬一粒炒花生、一块牛肉干、一截芹菜茎时，在咬住、用力、穿透之前，平衡侧都无接触。直到咬穿后，平衡侧才有接触。

后牙对食物进行挤压与研磨时，也要看食物此时的颗粒大小与牙尖的高低，牙尖高，平衡侧接触早，牙尖低，食物颗粒要更小一些，平衡侧才能有接触。

后牙将食团磨细达到吞咽阈之前，平衡侧都有接触。而此时，食物颗粒又细又已被唾液浸泡的较软了，也不需要用多大力了。

应用建议：

1. 切割、穿透食物时防止义齿翘动脱位不能仅仅指望平衡殆。

如果义齿的固位力大于脱位力：此时，会掩盖一些设计与制作的不足，但义齿没翘动脱位并不是平衡殆的功劳而是固位力足够大，但这只有在一类无牙颌时有可能。

让力点位于牙槽嵴顶是正确的做法［原因"见（五）平衡殆只在某些颌弓关系、某些殆位时有用"］，无平衡殆也可完成切割与穿透，靠的是良好的颌弓关系、良好的排牙与殆接触的设计。

穿透速度快，则义齿来不及脱位平衡侧就接触了也可防翘，但只有有尖有刃的殆型在穿透不太韧的食物时可以做到。

2. 当因骨吸收、照顾美观等原因以上条件都实现不了时，则需改变生活行为。

不用前牙切割，不进食超过义齿固位力才能穿透的食物，或改变食物加工方法。

西餐进食法适用于无牙颌戴总义齿的患者，一部分切割由刀叉完成，食物直接放后牙区。

3. 咀嚼末期的平衡殆接触仍需要建立。

（四）同心圆学说需要一定的基础条件

同心圆学说认为，髁道、切道和牙尖工作斜面均为同心圆上的一段截弧。如果总义齿的边界条件可以不考虑，即总义齿的基托可以提供足够大的固位力，该学说无疑是正确的，尤其有助于理解前伸平衡𬌗的建立。但患者总义齿的边界条件却由不得我们。当上无牙颌变为二类或三类后，牙尖工作斜面无论与髁道、切道的圆多么同心，牙尖斜面上受的力很容易超过上总的固位力，一旦超过，义齿马上就会掉下来。看来：①同心圆是需要一定基础条件的；②基础好，同心圆能实现；基础不好，反会帮倒忙。

这基础条件是由骨量、剩余牙槽嵴外形、上下颌弓的关系、取模定关系排牙建𬌗所导致的义齿受力状态、黏膜、唾液的性状等因素的总和所决定的。

这就提出了另外的问题：同心圆理论不包括切道还有没有意义？有尖牙可证明同心圆理论是有用的，但无尖牙没有同心圆的可能，也可建立平衡𬌗，而且还是在基础条件不好的无牙颌上，是否可以说，建立平衡𬌗只需符合杠杆力学即可？

（五）平衡𬌗只在某些颌弓关系、某些𬌗位时有用

从力学原理来分析，需要平衡𬌗的义齿不外乎有以下两个最基本的特征：①同颌牙弓两侧（或前后）的义齿是一个整体；②一侧受扭力矩时，另一侧无固位体。

总义齿无疑是符合这两个特征的，其结构在受力时与长板凳或条凳翻过来受力时很相似（图6-1，图6-2）。

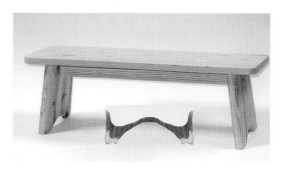

图6-1 总义齿断面结构与条凳相似

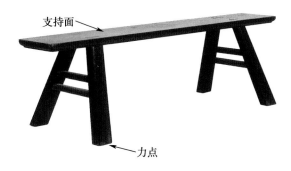

图6-2　与条凳翻过来受力相似

以侧向𬌗平衡为例：总义齿的基托是一块不规则外形的板，作为支持面；其力点由散在的多点组成；力点的位置与支持面有一定的距离即有力臂是其特点，受力时向侧向偏一点或受一点侧向力就能产生很大的扭力矩（图6-3）。

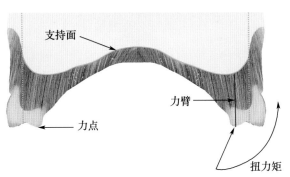

图6-3　总义齿断面受力特征示意图

从上颌总义齿的某一断面看，基托是条凳的板面，两侧人造牙是凳腿，𬌗接触处是凳脚。

下颌总义齿与上颌总义齿构造的不同之处仅是凳面是弯曲的而已，但与上颌总义齿的受力特征是相同的：凳脚受力，通过凳腿、板面传给承托区。

按照条凳的不同构造（即不同义齿的构造），再结合咀嚼时受力的方向，会有以下几种情况发生：

1. 力点在支持面里边、一侧或两侧受垂直向力（图6-4）。

2. 力点在支持面里边、一侧受向外的侧向力（图6-5）。

3. 力点在支持面外面、一侧或两侧受垂直向力（图6-6）。

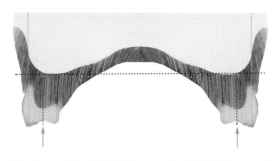

图6-4　力点在支持面里边、一侧或两侧受垂直向力

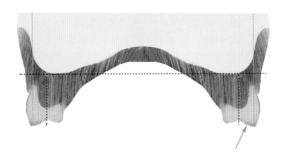

图6-5　力点在支持面里边、一侧受向外的侧向力

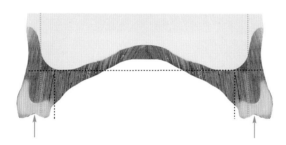

图6-6　力点在支持面外面、一侧或两侧受垂直向力

4. 力点在支持面外面、一侧受向外的侧向力（图6-7）。

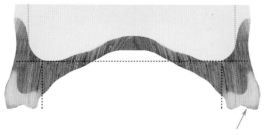

图6-7　力点在支持面外面、一侧受向外的侧向力

这几乎涵盖了各种情况下总义齿的受力状况，并由此可以很容易看出在什么颌弓关系下、什么殆位时需要平衡殆：

1. 为颌弓关系协调，正中殆位受力时，不需要平衡殆（图6-8）。

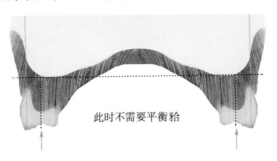

此时不需要平衡殆

图6-8　颌弓关系协调，正中殆位受力时

2. 为颌弓关系协调，非正中殆位受力时，因有扭力矩产生，需要平衡殆（图6-9）。

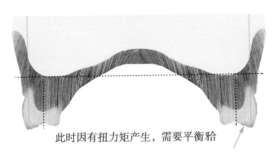

此时因有扭力矩产生，需要平衡殆

图6-9　颌弓关系协调，非正中殆位受力时

3. 为颌弓关系不协调，正中殆位受力时，因有扭力矩产生，也需要平衡殆，为正中平衡殆（图6-10 ~ 图6-13）。

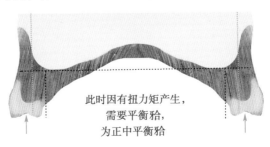

此时因有扭力矩产生，需要平衡殆，为正中平衡殆

图6-10　颌弓关系不协调，正中殆位受力时

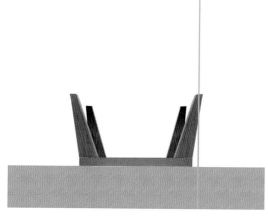

图 6-11　力点在支持面外面

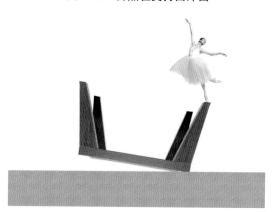

图 6-12　一侧正中骀受力时有扭力矩产生

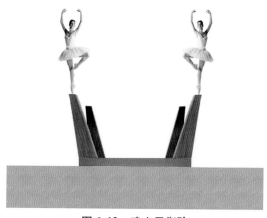

图 6-13　建立平衡骀

4. 为颌弓关系不协调，非正中验位受力时，如上颌是二类或三类无牙颌，有平衡验也不管用，侧方验时会等不到平衡侧有接触，义齿便会松动或脱落（图6-14）。

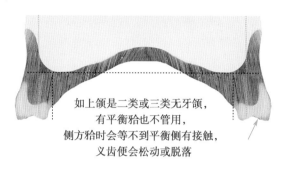

如上颌是二类或三类无牙颌，
有平衡验也不管用，
侧方验时会等不到平衡侧有接触，
义齿便会松动或脱落

图6-14 颌弓关系不协调，非正中验位受力时

（六）平衡验要根据上下颌的情况提前设计

按此条凳理论分析，应对有害的侧向力只能用两个办法来解决：①改变受力方向；②改变排牙位置。

改变受力方向即必须要做到：变位不变力的方向，让非正中验位也与正中验位一样只产生垂直向力，这目前只有线性验能做到。

改变排牙位置却是要做到：让力点位于支持面里边，这需要把上下牙的受力尖或窝都排在牙槽嵴顶上或稍偏内。

要做到这两条，不难看出，平衡验是要根据上下颌的情况提前设计的。

应用建议：不仅是平衡验，其他验型的验接触关系，也都需要提前设计，仅仅是戴牙时才关注验接触为时已晚。平衡验，需要在取印模时就考虑，定颌位关系时就设计好，医嘱给技师。以往对前伸验平衡与侧向验平衡的经典要求只在一类、二类无牙颌的颌弓关系正常时适用，是因为良好的承托区可以提供良好的固位力；上下颌有相等或相近的力点、支点线位置与力距；力点在支持面里边。

1. 颌弓关系协调、非正中验位建立平衡　这是经典理论中已良好解决的内容，在此不再赘述。

2. 颌弓关系不协调　需要根据上下颌的不同情况来具体设计，具体做法可根据颌弓关系所决定的反𬌗量的大小来定，可分以下四级：

（1）轻度反𬌗，仅倾斜上牙。倾斜上牙的目的是让上牙颈部内移。上后牙倾斜后，上牙颊尖不与下牙颊尖接触，力点便可内移半个牙尖的颊舌径。但倾斜上牙的角度受一定的限制，上颌总义齿的唇、颊侧抛光面超出基托的边缘的量，受上总固位力的大小、肌肉黏膜的张力等制约，多数情况下不能超出太多。

按舌侧集中𬌗建立平衡𬌗。

（2）中度反𬌗，倾斜上牙加调磨下窝与内移上牙。仅倾斜上牙不够，还需通过调磨下牙舌尖的颊斜面向舌侧移下窝或少量内移上牙才可使力点位支持面里边。但是受下牙𬌗面舌侧边缘限制、反覆盖的要求、牙弓内口腔本体的大小、舌体的状况等制约，也不能内移太多。

仍按舌侧集中𬌗建立平衡𬌗。

（3）重度反𬌗，需要排反𬌗。解剖𬌗型的交叉换位法是后牙排反𬌗的传统做法，有可能将力点移到支持面里边。但侧方𬌗如何建立平衡𬌗理论不详。

（4）极重度反𬌗，不仅需要排反𬌗，更需要改变受力方向，并加快穿透速度。当排反𬌗后，力点仍在支持面外面时，则必须改变受力方向，并需要加快穿透速度。这些要求任何有尖牙都是无能为力的，用线性𬌗则很容易做到。

由此可见：有牙尖有斜面的牙最容易产生侧向力，也最需要平衡𬌗，但当重度反𬌗后却难以建立平衡；无牙尖无斜面的牙不产生侧向力，却很容易平衡。

分成以下几种情况：

（1）前牙区不协调

分三种情况：原来天然牙牙列即是反𬌗关系；因骨吸收造成的剩余牙槽嵴呈反𬌗关系；上颌前牙区为松软牙槽嵴又不能做外科准备者。每种情况下的反𬌗量又各有不同。

上前牙的排牙位置主要取决于美观与发音，下前牙的排牙位置主要取决于牙槽嵴顶的位置与唇舌肌，不应为了建立前伸𬌗平衡而决定排上下前牙的位置。

此时的设计原则是：

①以最短的颌弓（多为上颌）为基准；

②以该颌弓的最前端为前伸𬌗时最前端的力点；

③以该颌弓的前端有坚实的黏膜开始处为前伸𬌗时最前端的力点。

3-7 间建立前伸𬌗平衡、4-7 间建立前伸𬌗平衡都是可以的。上下前牙的大覆盖、浅覆𬌗、开𬌗、反𬌗等做法都可帮助实现某位患者具体情况所要求的前伸𬌗平衡的前力点的后移。

同时，应指导患者改变前牙区切割的习惯，改用 34 间口角处切割或西餐式进食法。将𬌗架上模型的前后关系作为教具给患者看是很好的，可帮助讲明道理。

（2）后牙区不协调：又分为单侧不协调与双侧不协调。

经典平衡𬌗理论要求的工作侧同名尖相对是指下颊尖对上颊尖、下舌尖对上舌尖。但颌弓关系不协调后，颊尖如排在牙槽嵴顶外时，上下颊尖是不应该产生接触的，这时，同名颊尖一相对，力点就位于牙槽嵴顶外，支点就不是平衡𬌗设想的牙列之间了，而是在工作侧的牙槽嵴顶上，上颌义齿一受力即是脱位力。

轻度反𬌗时，倾斜后牙，上颌后牙的颊尖不应与下颊尖接触，所以，此时不能排平衡𬌗所要求的正中𬌗，而要排舌侧集中𬌗。侧方𬌗时，由下舌尖的颊斜面与上舌尖的舌斜面来建立侧向𬌗时工作侧的𬌗接触，平衡侧仍是上舌尖的颊斜面与下颊尖的舌斜面接触。

中度反𬌗时，倾斜加调磨下舌尖颊侧壁、向舌侧扩大舌窝宽度、将上舌尖向舌侧移位、或少量向舌侧移下牙，此时也不能排平衡𬌗所要求的正中𬌗，也要排舌侧集中𬌗。

重度反𬌗时，排反𬌗。侧方𬌗时的工作侧是一对异名尖相对，平衡侧则成了同名尖相对。

极重度反𬌗时，如上下牙都排在牙槽嵴顶上，上下牙就够不着了，排反𬌗上颌牙也必定要排在牙槽嵴顶外，此时只能靠改变受力方向建立正中𬌗平衡来维持。

单侧不协调，如反𬌗量比较大时，以目前的后牙𬌗型，处理起来较困难，可能需要用两副牙拆解开排成一副牙。

（七）口内调平衡𬌗只有两个因素可用

五因素十定律是在𬌗架上应用的理论。在完成正中𬌗位的排牙以后，如要在非正中𬌗位调整牙列以实现平衡𬌗，此时应用五因素需要以下条件：

1. 准确描记转移来的或记录来的等于该患者髁道斜度的髁导斜度。
2. 医师根据该患者的情况合理确定的切导斜度。
3. 技师根据医师或排牙的要求所排成牙列的补偿曲线曲度。
4. 医师或技师所选用的某品牌后牙的牙尖斜度。
5. 技师根据医师所确定的𬌗堤平面在排牙后形成的定位平面斜度。

此时，牙在蜡上，除髁导斜度外，切导斜度可小动，补偿曲线曲度、牙尖斜度、定位平面斜度可小动甚至做较大的改动，以实现平衡𬌗。

排好牙后，做蜡型、装盒、开盒、冲蜡、装胶、煮盒、开盒、除石膏、打磨九道工序的累积误差，再加上树脂材料的应力释放导致的基托变形，都会导致𬌗接触的改变。

理论上应再上𬌗架调𬌗，此时调改的是排好牙后到开盒后的误差，但仍不能保证到口内后会一切正确，因为所有以上的操作都保证的是在𬌗架上的正确，而戴入后是否正确还取决于以下内容：

医师的印模取的是否准确？

对患者黏膜的处理是否正确？

垂直距离是否确定的准确？

水平颌位关系是否确定的正确？

髁道斜度记录的是否正确？

切导斜度确定的是否正确？

覆𬌗、覆盖设计的是否正确？

对患者的长正中量估计的是否正确？

对患者的惯用侧偏斜量估计的是否正确？等等。

到戴牙时如发现未建立平衡𬌗，或平衡𬌗建的不好，此时五因素中的三因素已不可调了。前伸𬌗时只有切导斜度与牙尖斜度可调。侧向𬌗时只有工作侧与平衡侧的牙尖或牙尖斜面可调。五因素便只剩下两个因素可用了。

应用：

通常靠选磨解决，请见孙廉教授的选磨理论与方法[28,29]。

七、反转杵臼𬌗型人造后牙

（一）设计思路的形成与设计要求

有尖牙类的改良𬌗型比无尖牙类的改良𬌗型种类多、应用较为广泛。但有尖牙类的改良𬌗型与解剖𬌗型用于颌弓关系不良的患者时，后牙排反𬌗不方便。反转杵臼𬌗型即是为方便排反𬌗设计的。

为什么现有的有尖牙类的人造后牙排反𬌗不方便？其原因可从分析舌侧集中𬌗型入手。舌侧集中𬌗型是一种不明确的改良𬌗型。任何解剖𬌗型的人造后牙，让上颊尖与下颊尖无接触，都称为舌侧集中𬌗。但颊舌向的宽容度（注：宽容度指改良𬌗型的宽容度，是相对于解剖𬌗型的尖窝交错锁结形态而言，窝的宽度大于对𬌗尖的宽度的程度。）应多大？没有明确规定。外形设计上也无特定要求。既然不需要再维持解剖𬌗型的尖窝交错，颊舌向的宽容度又可大可小，因而在戴牙时，也是医师调𬌗量最多的改良𬌗型。不同的医师会根据自己对改良𬌗型的理解不同而作出不同的调改。当用于颌弓关系轻度不良的患者时，一般的做法是如能倾斜上下后牙的长轴，改变一点横𬌗曲线可以解决，则不调𬌗；反𬌗量加大，到中度反𬌗，则不得不将上舌尖往舌侧移位，那么，下颌牙舌尖的颊斜面则不得不被调𬌗，等于向舌尖侧加宽下窝；反𬌗量继续加大，上舌尖继续往舌侧移位，最终有可能接触在靠近下牙舌侧边缘嵴的𬌗面边缘处，这样的𬌗接触，正中𬌗可能问题不大，但作为工作侧的侧方𬌗时就有问题了；反𬌗量再加大，舌侧集中𬌗则无能为力了。不仅舌侧集中𬌗，舌侧集中𬌗的改良型——舌尖刃状牙、十字刃状牙、长正中𬌗型等在排牙时都存在这个问题。

当重度反𬌗时，一般用从解剖𬌗型开始的交叉换位法[30]来排反𬌗，将 ABCD 交叉换位成 CDAB，让原下颊尖（成了上颊尖）与原上窝（成了下窝）相接触。

但用交叉换位法有以下4个问题：

问题1：上后牙的颊舌径 > 下后牙的颊舌径

原下牙3456间的颊舌径过渡自然，因而舌感较好，而上后牙排到下颌后，原下3与原上45间的颊舌径过渡不自然，舌感会较差，对固有口腔空间与牙舌面外形敏感的患者会感觉不舒服（表7-1[31]）。

表7-1　上下后牙的颊舌径宽度对比

$\overline{3}$	$\overline{4}$	$\overline{5}$	$\overline{6}$
7.9	7.9	8.3	10.5
$\overline{3}$	$\underline{4}$	$\underline{5}$	$\underline{6}$
7.9	9.5	9.3	11.3

$\overline{3}$，$\underline{4}$ 间过渡不自然，舌感较差

问题2：后牙区颌弓长度不好处理

原上4567为33.6，下4567为36.1[31]，上下颌一颠倒，有可能上颌排不下，或上颌牙移到下颌来又不够长（表7-2）。

表7-2　上下后牙的近远中径长度对比

4	5	6	7	合计
7.2	6.7	10.1	9.6	33.6（上牙）
4	5	6	7	
7.1	7.1	11.2	10.7	36.1（下牙）

上颌排不下，下牙不够长

问题3：怎么调殆？

正中殆问题不大，侧方殆有问题（图7-1），上下颌交叉换位后，按解剖殆原来的调殆理论调侧方殆是不可能的了，那么怎么调呢？

按颊侧集中殆调？以往的理论没介绍过，可能性也不大。

按杵臼殆来调？是用下杵上臼还是上杵下臼？是不让上颊尖与下窝接触还是不让下舌尖与上窝接触？文献中也没有介绍。从下颌运动形式推理，以下杵上臼可能性大，工作侧下舌尖（即原对侧上舌尖）颊斜面与上颊尖

（即原对侧下颊尖）舌斜面相接触；平衡侧则有两个可能性：下颊尖舌斜面与上颊尖颊斜面相接触或下舌尖舌斜面与上舌尖颊斜面相接触，但前者与工作侧旋转中心方向相反，恐怕不得不选择后者。这样调来调去，解剖𬌗也就调成杵臼𬌗了。

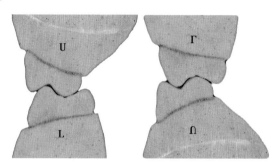

图7-1　交叉换位前后，𬌗接触断面图

问题4：下磨牙排到上磨牙的位置后，整副义齿的外形十分难看。

不少患者不仅对前牙的形态，对后牙的形态也有美观要求。习惯于上牙是上牙、下牙是下牙外观的患者，会接受不了。

而且，当一侧反𬌗、一侧不反𬌗时，怎么交叉？只能用两副牙来排一副牙。

舌侧集中𬌗的另一改良型：Geber医师设计的杵臼𬌗，对反𬌗排牙采取的做法是水平移位，让上颊尖对下窝[32]。比Geber医师更早的Sweson医师用解剖𬌗型水平移位来排反𬌗[27]，但他们之前的Gysi医师[27]，之后的Boucher医师[1]，则都不这样做。Sweson医师的水平移位法是让上颊尖与下牙的窝、下舌尖与上牙的窝接触。这可能是我国教科书中写水平移位法的出处[31]。可是，解剖𬌗型也好、杵臼𬌗型也好，原设计的上颊尖外形并不是为与下牙的窝建立𬌗接触所设计的，与下牙的舌尖一样是为了覆盖、反覆盖而设计的。所有的有尖牙类的人造后牙，设计时都是设计的上舌尖与下窝、下颊尖与上窝相匹配的𬌗接触，所以，这样做必然造成𬌗接触不好（图7-2），不仅正中𬌗接触不好，侧方𬌗、前伸𬌗也不会好。这样做，排牙时必然要大量调改每颗人造后牙的外形；如用塑料牙，就会把外层的釉质层磨掉，露出较软而不耐磨的本质层。这就是为什么国际上半个多世纪以来几乎没有专著或教材写水平移位法的原因。常用排牙方法见表 7-3。

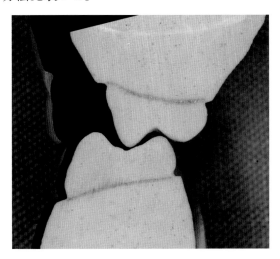

图 7-2　解剖𬌗型排反𬌗，如用
水平移位法的𬌗接触状态

表 7-3　目前不同颌弓关系所常用的排牙方法与𬌗型选择

颌弓关系	排牙方法	𬌗型
正常	正常𬌗	解剖𬌗
轻度反𬌗（≤下舌尖 1/2）	扭转法：倾斜牙长轴 增大横𬌗曲线	解剖𬌗，舌侧集中𬌗
中度反𬌗（>下舌尖 1/2）	扭转法 + 调磨移位法	舌侧集中𬌗，长正中𬌗，杵臼𬌗
重度反𬌗（>下舌尖）	交叉换位法排反𬌗 移位法	解剖𬌗，杵臼𬌗，线性𬌗
极重度反𬌗（>整个牙）	交叉换位法排反𬌗 穿透速度↑	线性𬌗

总之，虽然总义齿有解剖粭型以来已经有 100 多年的历史，但国内外所有有尖牙类的人造后牙，竟没有一个可以方便排反粭的粭型。但是，无牙颌骨吸收的特点（上颌向内，下颌向外）又决定了多数无牙颌患者最终都有可能成为反粭。

能不能设计出一种新的有尖牙类的改良粭型后牙可以同时满足以下多项要求呢？

1. 无论排正常粭还是排反粭，外形美观，易于被医师与患者接受。

2. 可以排正常粭总义齿。

3. 可以方便地排反粭总义齿。

4. 可以方便地一侧排反粭、一侧排正常粭。

5. 可以用于正常粭的上颌单颌总义齿。

6. 可以方便地用于反粭的上颌单颌总义齿。

7. 可以用于下颌单颌总义齿。

以上的七项要求，对于目前的所有有尖牙类的改良粭型来说，做到 2、5、容易，做到 1、3、4、6、7 难；而对于无尖牙类的改良粭型来说，做到 2、3 容易，做到 1、4、5、6、7 难。问题的关键是前三项（表 7-4）。

表 7-4　人造后牙的设计要求（排牙）

	解剖粭型	有尖牙类的改良粭型	无尖牙类的改良粭型
1	±	±	−
2	+	+	+
3	−	−	+
4	−	−	−
5	−	+	−
6	−	+	−
7	−	−	−

对此问题思考了几年，"交叉换位法"、"水平移位法"均做不到同时满足前三条。最后，是从杵臼概念中获得了灵感，出路只能是采用"转位法"。

杵臼𬌗型采用的是水平移位法,杵臼𬌗是 A. Gerber 教授所设计的𬌗型的俗称,他给自己所设计的𬌗型起名为:Condyloform(直译应为髁突型𬌗型)。A. Gerber 认为人的磨牙越磨耗越像关节结构,所以他把人造磨牙的外形设计成了小关节窝与小髁突(上舌尖)的外形对应关系。但当颌弓关系不良反𬌗量大时,他把上牙向舌侧水平移位,让上颊尖而不是原上舌尖与下牙的窝接触,这实际上每颗牙都已不是他所设计的原杵与臼的关系了,上磨牙的近中颊尖也比近中舌尖小很多。也就是说,该杵臼𬌗型的后牙只有在排正常𬌗关系时才是杵臼关系。

真正的杵臼关系,杵应是可以在臼内 360° 旋转的。人牙有近远中面,如上牙可以 180° 旋转,不就突破了交叉换位法与水平移位法的局限,排成反𬌗了吗!"转位法"就是这样产生的。

主要方向的思路有了以后,又陆续解决了以下问题:

(1)重度反𬌗是一个舌尖的量,转位后,可以解决的反𬌗量够不够大?

以上下 6 为例,转位后,整个上颊尖转了进来,一侧可以解决 5~6mm 甚至再多一点的反𬌗量,那两侧就可以解决 10~12mm 的反𬌗量了,对于常见的重度反𬌗应该是够用了,甚至可以把上舌尖排在牙槽嵴顶上(图 7-3 ~图 7-5)。

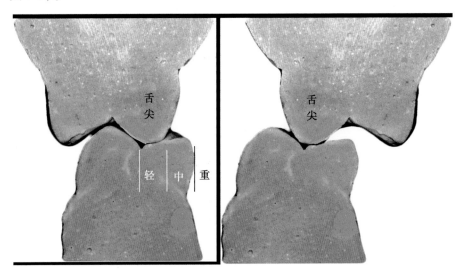

图 7-3　转位前后

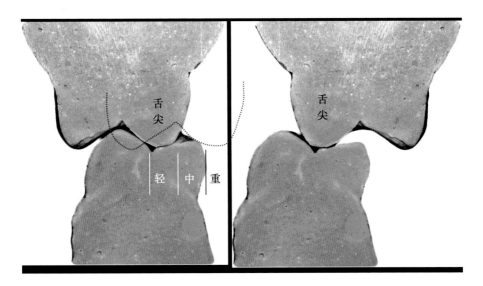

图 7-4　重度反殆可能的位置（红虚线）

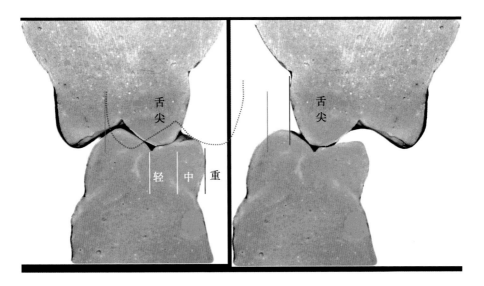

图 7-5　可解决的反殆量大于重度反殆的量

（2）排列问题：转位，是 180° 旋转，是近中面到远中面去、远中面到近中面去，颊面到舌面去、舌面到颊面去。

但原牙列由于弧度的存在，外弧长肯定要大于内弧长。所以所有后牙的偏颊侧近远中径都大于偏舌侧近远中径（图 7-6）。

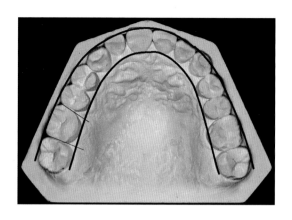

图 7-6 外弧长大于内弧长

以上 6 为例，要想把 6 提出来，转位 180°，就会放不回去。只有把 7 往后移。如果 5 转位后需要 6 往后移，6 转位后需要 7 往后移。那么下 567 也必须往后移才行，否则上下的尖窝对不上了。但这样带来了新的问题：

1）上下牙列长度延长了。

2）邻接关系改变了，上牙颊外展隙加大了，下牙牙间有间隙了。

能不能做到：

上下牙列长度都不改变？

上牙转位后上下牙的尖窝关系不变？

下牙不用动？

上牙转位后邻接关系不变？

只有这样才能给反骀时的排牙带来极大的方便！

后来，笔者是从平行四边形原理与对称原理中得到了启发：将上 57 设计成矩形，但 6 必须要设计成平行四边形。在转位后上后牙列的排列问题即可得到解决（图 7-7）。

但与对骀牙的正中骀、侧向骀接触问题，则不仅仅是排列的近远中向一个方向的问题了，为此，又做了如下设计：

将上颌 6 的近中舌尖与远中舌尖设计成在近远中向上对称、大小相等；

上颌 567 每个舌尖自身，不仅在近远中向上，在颊舌向上也设计成对称的（图 7-8）；

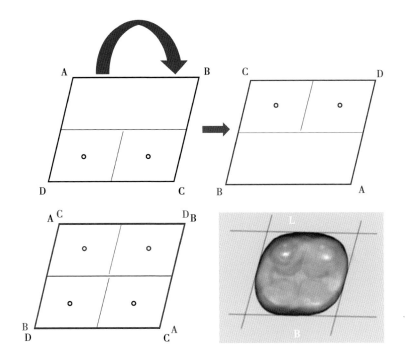

图 7-7　上颌 6 按平行四边形原理设计方可转位

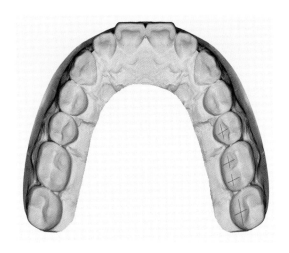

图 7-8　上颌 567 舌尖在近远中向、颊舌向为对称设计，
上颌 6 近中舌尖与远中舌尖相等

把下颌 567 上相对的磨牙窝也设计成颊舌向、近远中向对称（图 7-9）；

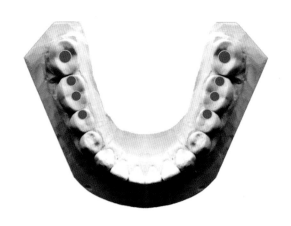

图 7-9　下颌 567 磨牙窝

下牙磨牙窝两侧的颊舌尖，其𬌗 1/3 也设计成颊舌向基本对称（图 7-10）；

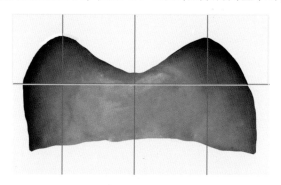

图 7-10　磨牙窝处𬌗1/3 颊舌尖基本对称

上颌 567 的颊尖比舌尖低 0.5mm，方便转位。

陆续解决了"杵"尖的位置与外形；与其匹配的"臼"窝的外形与大小；上下牙𬌗面改形后与原构造外形的过渡与衔接；转位后颊舌面的外观匹配等问题后才定型。

这样，当遇到重度反𬌗患者时，仅需将上颌后牙180°转位即可排成反𬌗（图 7-11），下牙不动，上下牙都可排到牙槽嵴顶上，上后牙排列不成问题，上下牙尖窝关系与原来一样，原尖原形对原窝（除 6 外，转位后是近中舌尖对远中磨牙窝、远中舌尖对近中磨牙窝，但因两尖大小相等、外形一样，故与原尖无不同），正中𬌗接触没变化，侧方𬌗与排正常𬌗时的调𬌗一样，仍按舌侧集中殆来调。

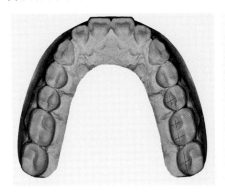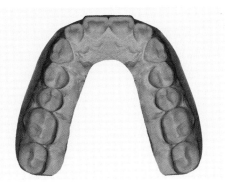

图 7-11　上颌双侧 567 经 180°转位后

其特定的设计原理为：

"（排）反殆，（仅上颌后牙原地）转位即可"！

更简单的记忆方法就 6 个字："反殆，转位即可"。

因此以"反转杵臼殆型"（reversible pestle-mortar teeth）来命名该人造后牙。

（二）殆型特征

上颌 4 与下颌 4，考虑到外观、食物切割的需要，保持与上下 3 外形与功能的延续与过渡，杵臼从 5 开始（如果前后牙反殆，需要 4 也转位，杵臼也可从 4 开始）。

1. 上颌 5，近远中面、近远中边缘嵴平行、等长、外形相同；舌面中龈 2/3 与颊面中龈 2/3 外形相同；舌尖顶比颊尖顶高 0.5mm，舌尖顶内移，尖顶颊舌径与近远中径均加大，外观圆钝，颊舌向、近远中向左右对称。

2. 下颌 5，发育沟呈 Y 形；远中窝颊舌径、近远中径均比上 5 舌尖的两径大 1mm，为 1 号磨牙窝。

3. 上颌 6，近远中面、近远中边缘嵴平行、等长、外形相同；舌面中龈 2/3 与颊面中龈 2/3 外形相同；舌尖高出颊尖 0.5mm，近中舌尖顶向近中颊移，远中舌尖与近中舌尖等大、尖顶也向近中颊移；取消斜嵴；两舌尖外观圆钝，颊舌向、近远中向左右对称。

4. 下颌 6，两近中尖三角嵴的朝向略偏近中，中央沟略向颊侧移位，中央窝颊舌径、近远中径均比上 6 近中舌尖的两径大 1mm，为 2 号磨牙窝；远中颊与远中舌尖三角嵴变窄，取消远中尖三角嵴，远中窝外形、大小与中央窝相同，为 3 号磨牙窝。

5. 上颌 7，近远中面、近远中边缘嵴平行、等长、外形相同；舌面中龈 2/3 与颊面中龈 2/3 外形相同；舌尖高出颊尖 0.5mm，取消远中舌尖，舌尖顶向远中颊移；舌尖外观圆钝，颊舌向、近远中向左右对称。

6. 下颌 7，中央窝颊舌径、近远中径均比上 7 舌尖的两径大 1mm，为 4 号磨牙窝。

下牙的𬌗 1/3 从颊舌断面看左右对称，中龈 2/3 颊侧大于舌侧，外形高点在中 1/3 与龈 1/3 交界处。

（三）应用

该牙属有尖牙类的改良𬌗型。

1. 正常关系下，用于一位者，可以排成解剖𬌗关系，咀嚼效率不会低于解剖𬌗型，而且易于调𬌗，比解剖𬌗更易于建立标准 1 或 2 的𬌗接触[33]。

2. 正常关系下，可以很容易排成舌侧集中𬌗类的杵臼𬌗关系，比用解剖𬌗型牙排成的舌侧集中𬌗颊舌向的宽容度大而且明确，并且有近远中向的宽容度。

3. 轻度反𬌗关系时，也可以靠单纯倾斜牙长轴解决；轻中度反𬌗时，可辅以上舌尖的水平舌侧移位。

4. 中重度反𬌗关系时，可以很方便地将上牙原地转位 180° 排成反𬌗。上下牙在原牙位、𬌗接触是原牙尖，当颌间间隙不足时只需将颊侧原盖嵴部略磨掉一些。3 的远中略向舌侧扭转、4 的位置略向舌侧移位即可与 5 邻接移行。

5. 如一侧为反𬌗、另一侧为正常𬌗时，正常侧按第 2 条排牙，反𬌗侧按第 4 条排牙，只需要一副牙，且任意一侧作工作侧、平衡侧都行。目前世界上所有的𬌗型中，能做到这一点的只有该𬌗型。

6. 上颌的单颌总义齿，仅用该𬌗型的上牙，因其颊舌径比常用的解剖𬌗型后牙的颊舌径大，建立正常覆盖较容易。可根据下颌真牙列的𬌗面外形来决定上下颌牙的𬌗面外形如何做适量调改。正常关系时，排法可同 1 或

2；反𬌗关系时，排法可同 3 或 4。

7. 下颌的单颌总义齿，上后牙舌尖外形明显时用该𬌗型的下颌后牙；上后牙的窝外形明显时用该𬌗型的上颌后牙。真牙与假牙的𬌗面外形均可做适量调改。

8. 该𬌗型用于肯氏一类的上下牙列缺损反𬌗，可摘局部义齿时也会非常方便，但如用于单颌，对𬌗真牙或义齿则需调改对颌牙的𬌗 1/3 外形。修复上牙改下牙；修复下牙则需改上牙。

9. 该𬌗型也可用于固定义齿与种植固定义齿反𬌗时的修复，最大的方便之处是侧方𬌗好调。

应用举例如图 7-12 ~ 图 7-26（患者 1）；图 7-27 ~ 图 7-35（患者 2）所示。

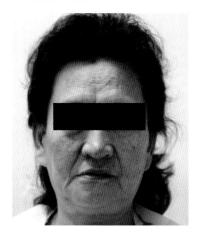

图 7-12　患者 1 正面像

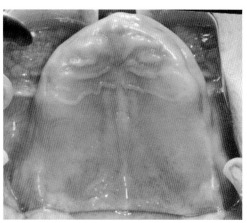

图 7-13　口内上颌像

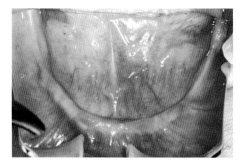

图 7-14　口内下颌像

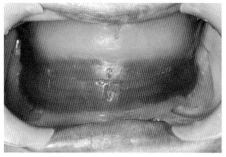

图 7-15　确定颌位关系

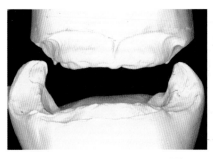
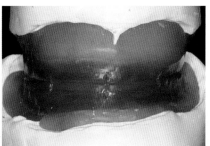

图 7-16　上𬌗架

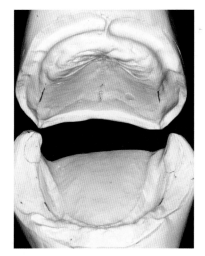

图 7-17　6 处做标记

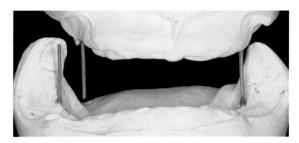

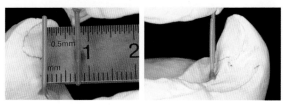

图 7-18　右侧反𬌗量 7mm，左侧正常

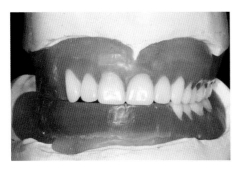

图 7-19　排上前牙与正常殆关系左侧后牙

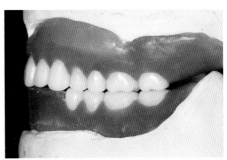

图 7-20　颊侧面观

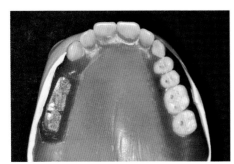

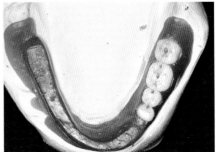

图 7-21　殆面观

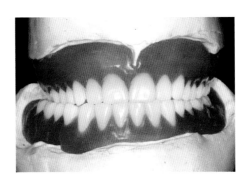

图 7-22　排右侧反殆后牙，右上 4567 转位 180°

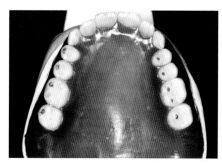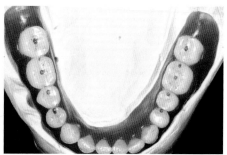

图 7-23 𬌗面观正中𬌗接触

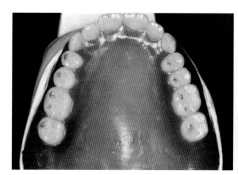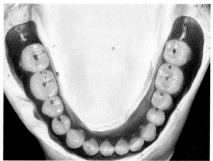

图 7-24 侧方𬌗接触

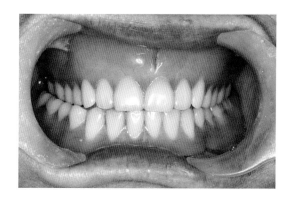

图 7-25 口内戴牙像

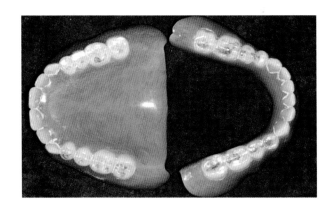

图7-26　戴牙数周后复查哈接触状态，主诉功能良好

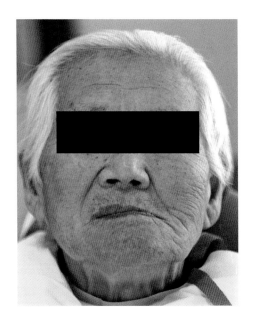

图7-27　患者2正面像

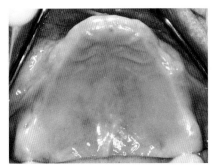
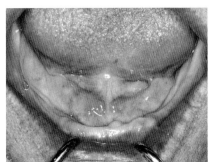

图 7-28 口内上下颌剩余牙槽嵴

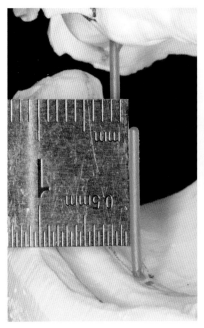
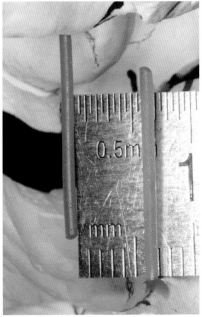

图 7-29 左侧反殆量 6mm

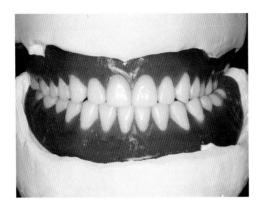

图 7-30　排牙

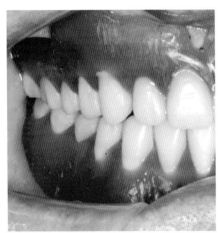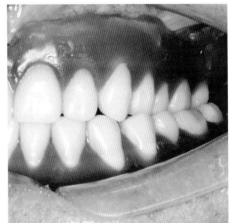

图 7-31　侧面观

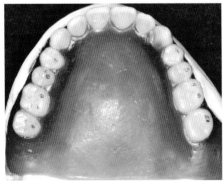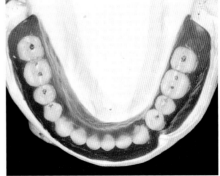

图 7-32　𬌗面观

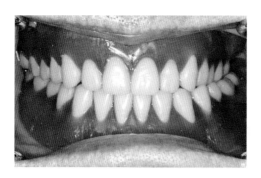

图 7-33　试牙

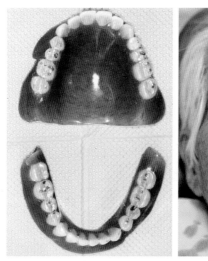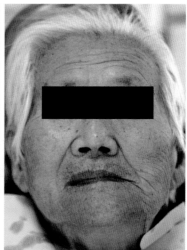

图 7-34　戴牙

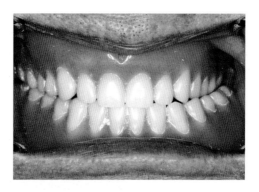

图 7-35　数周后复查口内像

八、线性平面殆型
人造后牙

（一）设计思路的形成

笔者对改良殆型总义齿已研究应用了 20 年，其相对于解剖殆型的优势不仅从患者应用后的反应与客观表现中可以观察到，也在一系列的研究中[34-40]得到了证实。在长期的应用中还发现与体会到：

不同的改良殆型既有自己的优点，也有其各自的局限，在后牙的选择与应用中应该扬长避短。

就如同不可能有一种药包治百病一样，一种殆型也不可能适用于所有的患者。

患者的无牙颌在变化，一位患者的一生也不应只使用一种殆型。

所以，一个医师应该同时能够应用多种殆型以适应不同患者不同时期的不同情况。

那么，根据患者的需要，对某种改良殆型进行再改良或进一步的完善也是十分必要的。

以下的四个问题，不仅在应用不同的改良殆型时存在，在应用解剖殆型时也早已存在并长期未能解决。本殆型就是在改良殆型的应用中逐渐形成了解决这四个问题的新思路，从而产生了该设计。

1. 关于咀嚼效率问题　对于三、四类无牙颌患者，在某一时间断面上进行的咀嚼效率测试方法[13]所得出的结果，对患者的日常生活来说，有多大的代表意义？对不同殆型的总义齿而言，又有多大的对比说明价值？

接受价格相对较为昂贵的线性殆总义齿的患者，多是三、四类的无牙颌患者，无牙颌史较长，曾有过多副解剖𬌗型总义齿修复史。旧义齿松动，疼痛，功能不良，反复修改仍效果不好。不要说数月，哪怕数周能够在不疼痛的状态下进食都不可能。

为这些患者作了线性𬌗总义齿后，如果要与解剖𬌗型总义齿比较修复效果，应该怎样进行比较呢？内容如表8-1所列：

表8-1　线性𬌗总义齿与解剖𬌗型总义齿的修复效果

	咀嚼面积	产生疼痛次数与持续时间/周期	松动度	咀嚼效率	骨吸收量/周期
线性𬌗总义齿	小	？	？	？	？
解剖𬌗总义齿	大	？	？	？	？

也就是说，代表功能的咀嚼效率不是孤立的，而应与松动、疼痛的频率与持续时间、骨吸收量、咀嚼面积联系起来才有意义。

义齿引起溃疡后，疼痛的不能再戴，此时如进行测试，则咀嚼效率为零；而两次疼痛之间的状态较好的某一时间如进行测试，咀嚼效率又会很高。但是，如果一副义齿某日测得的咀嚼效率为90%，戴牙的4个月内造成了3次溃疡，未戴义齿时间合计达16天；而另一副义齿同日测试的咀嚼效率为84%，戴用半年未造成一次疼痛。那么是哪一副义齿功能好呢？这样的例子在线性𬌗应用中屡见不鲜。这说明目前口腔医学研究中所用的咀嚼效率测试方法，只能说明是某一时间断面上的结果，而要想代表患者日常生活的功能状态，则需要一种类似"积分"效果的测试方法才行（图8-1）。

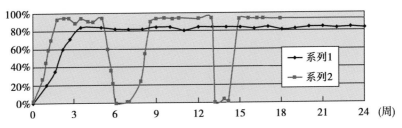

图8-1　线性𬌗总义齿与解剖𬌗型总义齿咀嚼效率"积分"效果示意图

其含义是：需要在一个相对较长的、能代表日常生活的时间周期内，对涵盖大多数日常食用的不同食物进行多次测试，才真正有代表意义。也只有这样进行的比较，在不同殆型之间的结果，才有对比价值。如有这样的方法来测试，毫无疑问，线性殆总义齿的"积分"咀嚼效率是会高于解剖殆总义齿的，时间越长，3 年、5 年，差异越有显著性。遗憾的是，目前世界上尚无公认可行的该方法。

但是能不能、需不需要提高线性殆总义齿戴牙初期的咀嚼效率呢？

在临床工作中发现，对有些患者，尤其是女性患者是十分必要的，因为她们在戴牙初期对线性殆略低于解剖殆的那一点点咀嚼效率是十分敏感的。线性殆总义齿本身稳定性很好，所谓的适应期很短，大多数男性患者可能只需要几天甚至几个小时，而解剖殆总义齿一般为 3 个月。如能提高戴牙初期的咀嚼效率，则患者戴牙即能达到较高的功能恢复，可防止患者因心理问题而拒绝接受该修复方法。随着戴牙的时间延长，患者会越来越满意。"原来的牙隔三岔儿五要疼一回，这副牙 1 年了都没疼"。患者自己即作出了比较。

还有，对于某些极有营养的籽状食物，如猕猴桃的籽，戴用线性殆的患者会主诉咬不住、咬不碎，此类食物还有草莓籽、芝麻、覆盆子、枸杞子等。

所以，尽管在某一时间断面上用某种单一食物进行的咀嚼效率测试，对于戴用线性殆总义齿患者的日常生活来说，不一定有多大的代表意义，但提高线性殆总义齿戴牙初期的咀嚼效率，使其不低于解剖殆型总义齿是有临床意义的。这是需要对线性殆进行改良的第一个原因。

2. 关于偏侧咀嚼问题　偏侧咀嚼作为一种不良咀嚼习惯，在天然牙牙列及无牙颌患者中均会出现，只不过天然牙牙列时较易于作出诊断。无牙颌患者的偏侧咀嚼可能有多种原因（详见"三、确定颌位关系时存在着不确定性"），真牙列时有偏侧咀嚼，戴用总义齿也出现了偏侧咀嚼，这是真正的偏侧咀嚼；真牙列时存在咀嚼惯用侧，总义齿修复后保留了原习惯，但由于人造牙的不耐磨逐渐成为偏侧咀嚼，在有偏侧咀嚼的总义齿患者中，这应该占大多数；制作错误引起的，如错误的颌位关系未发现，组织面一侧的压痛未纠正，一侧侧方殆接触不良未调改，患者不得不用单侧咀嚼而形成不该有的偏侧咀嚼。当一位患者前来就诊时，如何将三者区分开？总义齿唯一可纠正的偏侧咀嚼是第三种，如果区分不开怎么办？前两种怎么办？对于有偏侧咀嚼的患者，究竟应该在习惯性闭合的偏斜位还是在正中关系位建殆？一直是悬而未解的问题。

改良殆型是用另一种思路来处理该问题的：靠殆型的宽容度在正中关系位与偏斜位之间建立起无障碍通道。但不同的改良殆型宽容度不同，对偏斜的耐受量也不同。在目前已知的所有殆型中，线性殆型是宽容度最大的。因而对于有较大偏斜量的患者来说，线性殆是把握较大的。但是，线性殆总义齿的咀嚼，要靠近远中向的刃切割与舌侧殆台对食物的握持与挤压来完成。有偏侧咀嚼时，线性殆最大的好处是：只要偏斜量不超出对殆的殆平面的范围，义齿就可以行使功能；而此时暴露的问题是：会有一侧殆台与对殆的殆面无对殆或对殆面积大幅减小，从而造成食物握持不住，患者会主诉该侧咬不住食物。能不能在修复有偏侧咀嚼的无牙颌患者时提高食物停留在殆面上的握持能力？这是需要对线性殆进行改良的第二个原因。

3. 关于个性殆型问题　对无牙颌患者来说，所有的总义齿殆型都是"被迫接受殆型"而非"个性殆型"。在人们心目中，个性殆型应该是指某人的牙列有良好发育的解剖形态，并形成了特有的磨耗特征，外观与功能良好，其殆面的外形需要在修复时遵循的定型。但对于真牙列来说，个性殆型也有一个形成与消失过程。从建殆时起，在功能与磨耗中逐渐建立起一个如图 8-2 所示，与牙体、牙周、神经、肌肉、关节相适应的个性殆型。

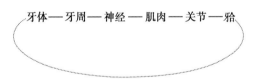

牙体——牙周——神经——肌肉——关节——殆

图 8-2　真牙列殆型与多环节的关系

维持一定时间后，牙本质的过度磨耗又会使得个性殆型发生改变，又需重新建立牙体—牙周—神经—肌肉—关节对磨耗后殆的适应。

无牙颌患者需不需要"个性殆型"？从殆学原理来说当然需要！对任何一类无牙颌来说都需要，尤其三、四类无牙颌，固位力大大下降，此时如能有与神经—肌肉—关节相适应的"个性殆型"，那当然是求之不得的事情。但每位无牙颌患者，大多都经历了漫长的牙体缺损—牙列缺损—牙列缺失的过程，和可能与之相伴的修复过程。做总义齿时，该人此时的个性殆型应该是什么样？没人能知道！

那么，退而求其次，哪种"被迫接受殆型"可以较容易地通过磨耗成为与患者的神经—肌肉—关节相适应的"个性殆型"呢？这似乎是一个合乎逻辑的选择。但是，这种思路疏忽了两个重要的环节或最薄弱的环节：

首先，如果总义齿不能稳定在位，那么，即使有与患者的神经—肌肉—关节相适应的殆型，义齿也不能行使功能。第二，对无牙颌患者来说，根据黏骨膜与剩余牙槽嵴的承载能力来设计与行使功能，是医师与患者都应理性承认的事情！因为此时总义齿的殆已非彼时真牙列的殆，而应如图 8-3 所示，是与基托、黏膜、神经、肌肉、关节相适应的殆。

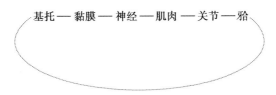

基托 — 黏膜 — 神经 — 肌肉 — 关节 — 殆

图 8-3　总义齿殆型与多环节的关系

无论殆型做什么的改动与设计，无论这设计涉及什么理论，例如，人造后牙应该像真牙还是不该像真牙？牙尖应该 33 还是应该 20？是有尖牙好还是无尖牙好？……都重要，但都没有义齿稳定在位更重要。

其次，较容易磨耗形成的"个性殆型"也会较容易失去。

目前看来，真牙列也好，总义齿也好，所谓的"个性殆型"是无标准，无统一范式的。

固定修复牙体缺损、牙列缺损时，根据患者的其他余留牙作出判断，似乎可以恢复做到；但其他余留牙磨耗较重时，可能又无所适从。

总义齿修复时，由于要以义齿稳定在位为前提，因而，其含义应是：可使总义齿稳定在位，在使用一定时期后磨耗形成的功能良好的殆面形态。那么，如何能由"被迫接受殆型"可以尽快过渡成患者非常舒适的"个性殆型"呢？但是，能"尽快"过渡成的殆型如何能不尽快失去才是问题成败的关键。过快的磨耗维持不久，过慢的磨耗没有意义。解剖殆型有可能完不成过渡，便因松动、疼痛而被弃用或重新改殆型修复。不仅带来的痛苦最大，骨吸收也最多。指望总义齿由磨耗来形成"个性殆型"看来行不通，尤其当骨吸收较重后几乎是不可能的。

另外，任何人造后牙都是批量生产的。但人与人之间即使使用了同一型号的人造后牙，但在不同人之间产生的"个性𬌗型"既不应该相同也不会相同，神经、肌肉、关节、下颌运动总是有区别的。"个性𬌗型"的人造后牙如何制造？既需要是"个性"的，又需要批量生产，这似乎是一对不可解决的矛盾。

在长期思索以后，对似乎无解的该问题有了如下的思路：

（1）"个性𬌗型"虽然无标准，无统一范式，但以往的思路是认定其近似于解剖𬌗外形，是在其原外形基础上的个性变化。走错了路，走回了真牙列的个性𬌗型形成的思路上。

（2）应该先不考虑𬌗型的外形，只要总义齿能稳定在位，功能良好，后牙的𬌗面外形对美观影响不大，是什么样、不是什么样并不重要。

（3）还需要解除概念的束缚，"个性𬌗型"用于真牙列与固定修复是达意的；但用于总义齿则不对。原因是：真牙列都是解剖𬌗型，而总义齿却有多种𬌗型。但将每一种𬌗型形成的个性𬌗型都起一个不同的名字又太过繁复，且需要与"个性𬌗型"又有关联、又可类比、又达意似乎不可能。叫"总义齿个性𬌗型"太过笼统；叫"无牙颌个性𬌗型"不达意。既然如此，莫若从"被迫接受𬌗型"与"个性𬌗型"的关系中寻求关联与类比，用"新个性𬌗型"来代表不同𬌗型总义齿所形成的个性𬌗型。

（4）能不能想出什么办法，一开始即为患者做成有可能形成的新个性𬌗型呢？不就省去了绕道某𬌗型再实现新个性𬌗型了吗？这实际是几代人一百多年来的梦想。但由于对无牙颌颌位关系的不确定性认识不足，也由于没把总义齿的稳定在位作为前提，所以都没能实现。总义齿复制技术，实际最该复制的是"某一最佳时刻"的𬌗面形态；组织面因剩余牙槽嵴的变化不该复制；抛光面因骨吸收带来的边缘位置与颌弓关系的变化也不应该被复制。但这"某一最佳时刻"患者会来复诊吗？又有可能要做一副新的义齿吗？复制𬌗面形态，用什么材料？能维持多久？都是问题。所以，总义齿复制技术的路从逻辑上走不通，最多叫抛光面复制或排牙位置复制，人造牙𬌗面与组织面都复制不了。

（5）有哪种𬌗型的总义齿在使用一定时期后，其𬌗面形成了新个性𬌗型，但在不同患者之间，形成的不是多个个体特有的磨耗特征，而是具有某种该𬌗型共性的形态。前提是义齿均能稳定在位、功能良好，那才能构成该人造后牙的新个性𬌗型可以被广泛应用而批量生产的理由。

带着前人一个多世纪的梦想，连续 18 年观察了上千例改良𬌗型的总义齿，终于在戴用线性𬌗总义齿的患者群中发现了具有这种特质的特征。

4. 关于总义齿的 CAD/CAM 问题　固定修复的嵌体、冠、桥都已能使用 CAD/CAM 了。而对总义齿来说有三个难点：取印模、确定颌位关系、排牙。虽然目前还没什么眉目，但只是早晚的事，最有可能先做到的是排牙。但𬌗平面角度、纵𬌗曲线、横𬌗曲线、覆𬌗覆盖、颌弓关系改变带来的牙长轴倾斜要求、𬌗接触的设计等，给计算机排牙出了无数的难题。在计算机排牙有可能尝试的人造后牙中，临床上效果不好的牙不被看好是很自然的事。如平面𬌗型，只有压碎而无穿透，咀嚼效率低，不能减少骨吸收，因而应用越来越少。但是，平面𬌗型的𬌗面几何特征却是最适合计算机排牙的。

如果有一种𬌗型的人造后牙，在可以保证总义齿稳定的前提下，既有穿透能力、咀嚼功能良好，又保持了平面𬌗型的𬌗面几何特征，同时，又能满足上述 1、2、3 的各项要求。那么，这种𬌗型的人造后牙的设计与制造便有了充分的临床意义与广泛的使用价值，不仅可满足当代许多患者的需求，还能满足未来计算机时代的需求。

（二）设计要求

1. 该设计𬌗型在产生𬌗接触时，要能保证义齿的稳定性。

（1）𬌗型的宽容度允许患者在正中关系位（CRP）与肌位（包括长正中与偏斜位）之间有无障碍通道。

（2）在正中𬌗位与非正中𬌗位（包括前伸与侧方𬌗位）时，变位不变力的方向，都只产生垂直向力，不产生侧向力。

2. 该设计𬌗型的咀嚼面积要大于线性𬌗数倍以上，以提高戴牙初期的咀嚼效率。

3. 该设计𬌗型在应用于有偏侧咀嚼的患者时，左右两侧均有足够的𬌗接触面积。

4. 该设计𬌗型应有足够的穿透食物的能力。

5. 该设计𬌗型可满足计算机时代的要求。如果有一天，计算机技术成熟到可以做总义齿，该𬌗型应是最早可用于 CAD/CAM 的人造后牙。

（三）拾型特征

1. 上颌后牙 7654｜4567 的拾面为平面，作为下颌后牙拾接触的平台与全部拾接触范围。不保留任何类似于解剖拾型的尖、窝、沟、峰、斜面等构造（图 8-4）。

2. 下颌 4，颊尖高出舌尖 2mm，颊尖顶为一近远中向宽 1.2mm 的矩形平面，该矩形平面的舌侧边缘位于该牙颊舌径的中分线上。

3. 下颌 5 同下颌 4。

4. 下颌 6，颊尖高出舌尖 1mm，近中颊尖顶与远中颊尖顶相连，为一近远中向宽 1.2mm 的矩形平面，取消远中尖，该矩形平面的舌侧边缘位于该牙颊舌径中分线的颊侧。

5. 下颌 7，颊尖高出舌尖 1mm，近中颊尖顶与远中颊尖顶相连，为一近远中向宽 1.2mm 的矩形平面，该矩形平面的舌侧边缘位于该牙颊舌径中分线的颊侧。

6. 下颌 4、5、6、7 的颊尖共同构成了近远中向的一个线性平面与上颌的拾平面产生拾接触（图 8-5）。

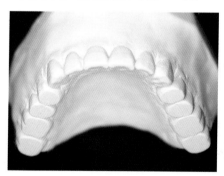
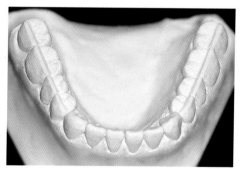

图 8-4 上颌后牙拾面形态　　　　　**图 8-5** 下颌后牙拾面形态

（四）工作原理

这样一个貌似简单的拾型，能否满足如此高标准的设计要求？100 年前的先辈们按照人真牙的拾面形态，设计出的解剖拾型人造后牙，是人体解剖学发展深入、细化的结果，在当时是一个巨大的进步。在此之前的人造后牙，左右不分、上下不分、前后不分，人们不知道人造后牙的𦠯面应设计成什么外形。可是，将总义齿的𦠯面设计成与真牙𦠯面相同的形态，却违背了生物力学规律：在无牙颌与真牙列的几何构造、物理性能、边界条件完全不相似的情况下，等于将总义齿置于与真牙同样的三维力系中。总义齿会移位、翘动、转动，导致固位力与稳定性被破坏，或者松动脱落，或者在功能状态下，只有部分支持组织承担𦠯力，导致局部受力过大，短期则出现疼痛、溃疡，长期则会加速剩余牙槽嵴的骨吸收。

该设计𦠯型，完全改变了三维力系，在义齿受力即产生𦠯接触时，首先能保证义齿的稳定性。上颌牙的𦠯面，8 颗牙𦠯面的平面构成了一个单一平面；下颌牙的𦠯面，8 颗牙颊尖的矩形平面构成了与上颌𦠯平面平行的相对小的平面。该𦠯型的宽容度，即为上颌𦠯平面的全部范围内。这样，在临床上，确定的正中关系位，建立的正中𦠯接触，无论是一位者、有长正中的两位者，还是有偏侧咀嚼的偏斜位者，都可以由 CRP 自由闭合到肌位，两者之间，没有任何障碍。患者前伸时（对刃𦠯），侧方𦠯时，变位不变力的方向，只产生与正中𦠯相同的垂直向力，不产生侧向力。

该设计𦠯型的𦠯接触面积，虽然只有 1.2mm 宽，却比线性𦠯的𦠯接触面积增加了几倍。从 4 的近中，到 7 的远中，以普通长度 35mm 计，线性𦠯的刃宽度，在 0.3mm 以内，$0.3mm \times 35mm \times 2 = 21mm^2$。而该𦠯型：$1.2mm \times 35mm \times 2 = 84mm^2$。𦠯接触面积增加了几倍，可以大大提高咀嚼效率。这样，对舌侧𦠯台的依赖作用也减小了，因而对于有偏侧咀嚼的患者，提高咀嚼效率才有了可能。

该设计𦠯型，1.2mm 宽的𦠯面，实际上提供了 4 个刃，对于食物的穿透、切割依然很锋利。有穿透的刃，有研磨的𦠯面，有压碎的𦠯台，从而比平面𦠯的仅压碎；比线性𦠯的穿透与压碎都要效率高。𦠯面如果宽于 1.2mm，则侧方𦠯时，产生侧向力机会加大；𦠯面比 1.2mm 再窄些，则增大咀嚼效率的效果不明显。使用久了以后，两侧的刃会变钝些，𦠯面会磨耗、下降，但仍可维持约 1.2mm 的宽度，从而可较长期（几年）保持相同的𦠯型，就是说，患者一开始戴用的该"被迫接受𦠯型"与患者将来形成的"新个性𦠯型"是基本相同的。这意味着，患者的适应期或过渡过程会非常的短，从而有助于迅速恢复良好的咀嚼功能，提高生活质量。有前伸习惯的患者，将来前磨牙的刃宽度会比磨牙略宽些；有偏侧咀嚼习惯的患者，偏向的一侧会比另一侧宽些。但不会影响功能。

戴牙之初，可先使下 56 与对殆平面的殆接触较重，下 47 的殆接触略轻，这样，如复诊时发现颌位或殆平面角略有问题，或承托区前后左右黏膜的下沉有差异，需要将下颌的殆平面作调整时，改动较易，使用自如后，再调殆成或可让患者自行磨耗成 4567 的均匀接触。如患者对义齿的稳定性要求更高，可由线性平面殆回归为线性殆，将 1.2mm 宽的线性平面用调瓷的磨石缩窄为线性；如患者对咀嚼效率的要求还希望高一些，可用玻璃板垫在细砂纸下将线性平面由 1.2mm 磨宽至 1.5mm 左右。所以线性平面殆是一个可进可退的殆型，从而更加方便地应用于不同的患者。

该设计殆型，非常适合于计算机机械手排牙，平面的殆接触，使得三维操作可以简化为二维。定位标志点好定，排牙坐标系好建，确定每颗牙空间位置和姿态的数学表达就会简化得多。

将该殆型的英文名字命名为：linear platform teeth。

九、单颌总义齿

用于修复无牙颌的义齿究竟应该叫"全口义齿"还是"总义齿"？医学名词的产生本应该是慎之又慎的，通常应遵循以下规则：

A. 用于命名疾病部位与治疗范围时每个字都应该确切无误。

全口，"口"的范围是什么？前有唇、后有咽、上有腭、中有牙、侧有颊、下有舌等。无牙颌，牙缺了，可这些都在。"义"者，假也，义的是牙，而不是整个口腔再造了，叫"全口义齿"，就如同将脾切除术称为全腹切除术一样，将疾病部位与治疗范围扩大了。

B. 作为原始名词或基本名词，在衍生新名词时不能有逻辑错误。

"无牙颌"，有"上无牙颌"与"下无牙颌"两个衍生词，很准确。如果"全口义齿"修复无牙颌，那修复上无牙颌的就只能称为"上颌全口义齿"、修复下无牙颌的就只能称为"下颌全口义齿"，又只能统称为"单颌全口义齿"。这样，上颌作全口的定语、下颌与全口连用、单颌形容全口，在逻辑上都是不通的。

C. 与并行的关联词在构词上要有并列关系。

"牙列缺损"与"牙列缺失"是并列关系。

修复牙列缺损的称为"局部义齿"，有"固定局部义齿"与"可摘局部义齿"。

修复牙列缺失的则应称为"全部义齿"，每个字都对，但中文构词用字的传统是有简不用繁，"总"即为全部之意，总义齿＝全部义齿。

D. 与其他语种的词汇能对应的上或互译。

总义齿对应 complete denture；局部义齿对应 partial denture；口，并没有对应的字。如果叫"全口义齿"，局部义齿就要译为"部分口或局部口义齿"。

因为本章的章名与本章的内容中要多次用到总义齿的衍生词与口语化的"上总"、"下总"、"单总"，且与目前国内教科书的称谓不同，故本章一开始先作以上的说明。也解释了本书的书名。"总义齿"在中国产生比"全口义齿"早几十年，是一个比"全口义齿"更正确的名词，却被认为是"俗称"[14]，而且还写进全国统编教材，是不应该的。中国从诞生牙医学到现在，虽有"字典"、"词典"但并无解字析词之典，这是一个巨大的工程，非独力可为之。

在总义齿范畴的修复中，有以下几种排列组合：上总对下总；上总对下真牙列；下总对上真牙列。后者是最差的排列组合，但好在下无牙颌患者远远少于上无牙颌患者。

单颌总义齿的修复程序与原则：

1. 取无牙颌与对颌牙列的印模　无牙颌分为初印和终印，灌模型，做暂基托。

2. 确定颌位关系，上𬌗架（略，详见"三、确定颌位关系时存在着不确定性"）。

3. 对颌𬌗面设计与单总的𬌗型选择。

包括三项原则：

（1）根据单总的需要决定颌间间隙：由颌位关系确定后产生的颌间间隙，是否足够用于制作单总？这要由单总的需要来判断。基托的厚度、基托内需要增加的铸网、人造牙的高度等加在一起需要多少毫米？现有的颌间间隙是否可以满足？当最低间隙仍不够时，不能以抬高垂直距离来增加颌间间隙，而要通过对颌牙列来想办法，调𬌗、去髓截冠、拔牙都有可能是必要的。当某颗牙间隙过大时，作冠加高也有可能是必要的，直至可以满足单总的需要。

（2）根据颌弓关系决定𬌗关系：颌弓关系很难做调改，只能根据颌弓关系来决定𬌗关系。单总可排正常𬌗还是反𬌗，要细化为：后牙哪侧可排正常𬌗？哪侧只能排反𬌗，前牙可排正常𬌗还是反𬌗？覆盖或反覆盖可多大？

（3）根据𬌗接触部位决定𬌗型选择：𬌗关系定了之后，便可定𬌗接触部位了。𬌗接触部位要根据颌弓关系与对颌牙列的𬌗面一颗牙一颗牙的找，一个部位一个部位的定。

不求排齐：对颌真牙列如齐则单总可排齐；不齐则不求排齐。相对于𬌗接触部位对功能的作用，单总的人造牙列排的齐不齐并不重要。

不求与原尖窝相对：如果颌弓关系良好，排牙时能咬在对颌真牙的尖上或窝内当然最好；如不能，则不能勉强。真牙的力量远远大于义齿，保证单总的稳定性、防止折断是最重要的。为让力量传导到牙槽嵴顶上，上总人造牙咬在对颌真牙中央窝偏舌侧是完全应该的，如某牙的该部位形态为嵴，则调𬌗成窝；如个别牙需与对𬌗牙的近舌侧边缘嵴处接触，此处也可调𬌗成窝。人造牙的颊舌径尽量与对𬌗真牙匹配，辅以调真牙能形成后牙的覆盖最好，或排反𬌗，一侧都是尖对尖不可取。

不用解剖𬌗型：单颌总义齿，能不用则不用解剖𬌗型。

没有哪一型的解剖𬌗型人造后牙恰巧与某位患者的𬌗面形态、颊舌径会匹配，而且此时的颌弓关系还可排正常𬌗。

解剖𬌗型在总义齿应用时都需慎重，用于单总时会问题更多。上真牙列对下总是最差的排列组合，力量的对比悬殊最大。减少单总的𬌗接触面积、不产生侧向力、颌弓关系、𬌗接触部位的要求等，都使得舌侧集中𬌗型成为上总的常用选择；杵臼𬌗型则适用于下总。

在对颌真牙列进行𬌗面设计的过程中，可适时修改𬌗堤以保持原来的颌位关系；当有牙列缺损需修复时，修复的思路应与为单总修复进行对颌设计的思路相同。

对单总来说，后牙比前牙重要，前牙在满足美观与发音的前提下，取决于颌弓关系，可浅覆𬌗、浅覆盖，可对刃，可反𬌗。

4. 排牙、完成制作。

5. 戴牙，按总义齿程序戴牙，按相应𬌗型要求调𬌗。

十、覆盖总义齿

（一）概念

1. 覆盖总义齿是覆盖义齿还是总义齿？

从实际情况看应该是后者。虽然它：基托下有牙根，可减少牙槽骨的吸收，保留了牙周膜的本体感受器，可增加义齿的支持、固位和稳定。似乎与总义齿有很大的不同，但当不加用固位体时，其印模方法、固位原理、排牙制作技术等与总义齿没任何不同。即使加了固位体，改善了固位与支持，也仍是手段不是目的。

覆盖义齿这一名词来自英文 overdenture，译的很对，但其原义中并无要与可摘局部义齿、总义齿一样成为与其并列的修复方式名词的意思，它本身要么是可摘局部义齿要么则是总义齿，这也是英典中的原话（a removable partial denture or complete denture that covers…[41]）。一个上颌的可摘局部义齿，修复缺损了牙冠的一颗上前牙（余留牙根已不可做桩冠，又不愿拔）；一副总义齿，修复了仅剩下一中切牙根的上颌与下无牙颌。都被称为覆盖义齿？这能表明什么呢？前者叫可摘局部义齿，后者叫总义齿难道不达意吗？覆盖，应是形容主语的定语而不是主语，为了更确切，前者应叫覆盖上局，后者应叫覆盖总义齿。在逻辑上，A 与 B 原本存在，A≠B，各自的系列中出了 A3、B3 是很正常的事，但将 A3、B3 都命名为 C，说 C 是 A 或 B 就不合逻辑了。

2. 覆盖总义齿是总义齿还是局部义齿？修复的是牙列缺失还是牙列缺损？

这涉及几个概念中存在的问题。

"牙列是位于上颌骨或下颌骨上的牙的集合,生长在牙槽骨中的牙,不宜单独行使功能。牙按照一定的顺序、方向和位置排列成弓形,形成牙弓或称牙列。"[13]

牙 = 牙冠 + 牙根,A = B + C,无牙根,牙冠不可能存在,牙也不在了,即当 C = 0 时,A = 0。但牙冠不在了,牙根可以在,即当 B = 0 时,A ≠ 0,但 A ≠ C。也就是说,有牙冠肯定有牙列,但仅牙根在,牙列是有还是没有了呢? 不清楚,最极端的例子是:全部牙根都在,牙冠都龋坏没了,此时,"牙按照一定的顺序、方向和位置排列"没了,但生长在牙槽骨的牙根都还在。牙列原概念中的两句话,没有考虑到两者仅存其一时怎么办?

往下这便影响到牙列缺失与牙列缺损的概念。

"整个牙弓上不存留任何天然牙或牙根"为牙列缺失[14];"牙列中有部分牙齿缺失"为牙列缺损[24]。

有部分牙齿缺失,有部分牙根没缺失,是否应属于牙列缺损呢? 但牙冠都没了又做的是总义齿,此时病历应怎么写呢? 诊断:牙列缺损。治疗:总义齿。可见,是原定义产生了概念上的灰色地带。

要解决也不难,带根的图示牙位列表可解决。

改变概念的解释也可解决该问题:当余留牙根不可行冠修复时,"上下颌牙齿或牙冠全部缺失者"为牙列缺失;"牙列中有部分牙齿或牙冠缺失者"为牙列缺损。

这样,覆盖总义齿修复的是牙列缺失;覆盖局部义齿修复的是牙列缺损,与传统概念便衔接上了。

当覆盖总义齿加了固位体后仍然可以如此定义吗?

固位体在传统概念里是属于局部义齿的。

总义齿因覆盖而有可能有了固位体,从而使覆盖总义齿兼有了总义齿与局部义齿的特征。

在口腔修复学的术语中,不仅覆盖总义齿,所谓的"固定活动联合修复"也有这个问题,同时兼具了两类修复体的特征(表10-1)。

可见,覆盖总义齿具有总义齿的全部特征,但又是一种改进的总义齿。作为一种比总义齿晚出现的修复方式,其理论与技术比前者晚成熟不止50年,理应比前者有所进步,改善了固位,增加了支持,只是为了让总义齿效果更好所采用的手段而已。而不应另起一个名字,给人印象似乎是完全不同的、或独立于之外的修复方式。所以，从归类上应归为原有的类别，而不应又列一新类。

表 10-1　五种修复方式的比较

	总义齿		覆盖总 义齿	可摘局部义齿		固定活动 联合修复	固定局部义齿	
修复对象	牙列缺失	+		牙列缺损 （大）	+		牙列缺损（小）	
支持方式	黏膜支持 （a）	a	b	a + 混合支持 （b）+ c	+ （b）	+	牙支持（c）	
固位原理	大气压力 + 吸附力	+	+	摩擦力	+		摩擦力 + 粘固力	
固位体	无	+	+	可摘	+		固定	
建𬌗参照	无牙颌	+		余留牙	+		余留牙	
可耐受侧 向力	小	+	+	中	+	+	大	

其概念中"覆盖总义齿是指义齿的基托覆盖并支持在已完成治疗的牙根或牙冠上的一种全口义齿或可摘局部义齿"的定义[42]也有问题。覆盖可不一定支持，也不一定是牙支持。简单覆盖、仅作金属根帽时，基托如无局部增强设计则需黏膜支持；使用各类球帽、杆卡、磁性附着体时也多是混合支持，如表 10-1 中所示。

原概念中的"覆盖并支持"支持前要加定语，"部分支持"或"有可能部分支持"才确切。

"固定活动联合修复"[24]问题更多。

一个词，一个要表明修复方式的词，要与以前的、已有的修复方式名词并列，就应是用来形容一种完全不同于以往方式的修复方法，否则，就应并轨而不要并列。总义齿、可摘局部义齿、固定义齿……衍生出的词仍应如此，单颌总义齿、铸造支架可摘局部义齿、金属烤瓷固定义齿等。

至于修复牙列缺损时,将某些间隙做固定义齿,剩下的间隙做可摘局部义齿,早已是一个通行的做法。

仅仅因为在可摘局部义齿上改变了固位体,由卡环改成了套筒冠或各类附着体,就要改名称,容易造成学术概念的混乱。

应该尊重传统,它既然是可摘局部义齿发展而来的,也确实具有可摘局部义齿的全部特征(表10-1),那还应该叫可摘局部义齿,衍生物用衍生词形容,按传统做法,应加定语形容其改变部分的特征,叫"固定式可摘局部义齿"。

既涵盖了外形,也可与各类原属固定范畴的冠内、冠外、冠下(根面)附着体及套筒冠的叫法相呼应。固位体只是固位体,只是义齿的一个组成部分,不应以义齿的任一部分来命名义齿,就如同可摘局部义齿有几十种卡环,而不能以卡环来命名义齿一样,那会产生多少个名字,类别名称越少越好,而不是越多越好。

(二)做覆盖总义齿的理由/好处

覆盖总义齿修复的"生理学基础"[43]或"生物学基础"[42]概念,是国内教科书写覆盖义齿时的必写内容,但该词不一定源自对该理论与技术集大成的 Brewer 与 Morrow 医师。

因为,余留牙、牙根也是可摘局部义齿、固定义齿、桩核冠的生理基础,并非覆盖方法所专有。而在这三种方法的修复理论中,如作局部义齿的基牙、桩核冠的牙根,并无局部义齿、桩核冠的"生理学基础"一说;况且,覆盖总义齿多为混合支持,黏骨膜算不算"生理学基础"?如算,总义齿的黏骨膜更应该称为"总义齿的生理学基础"。至于"生物学基础"则更是太过宽泛的一个概念,几乎不达意了。作者原英文中的"rationale for the overdenture"[41]中的 rationale 一词,本意应是"fundamental reason、logical basis、principle"即"基本理由、原理、原因"之意,作者是说"为什么做覆盖义齿,有什么理由?"的意思。

做覆盖总义齿而不拔牙,做总义齿或做覆盖种植总义齿的理由实际只有一个——增强总义齿的固位。其他的好处都是派生的或只在部分情况下才存在:

1. 保留了牙根则保留了牙槽骨　牙在之处，骨的高度和宽度都比无牙后要好些，总义齿的固位力、支持、抵抗侧向力的能力要强一些，义齿的稳定性要好一些，自然咀嚼功能要好一些，而如果能加上固位体则更好一些。

其对下颌的必要性要远大于上颌，因为下颌无牙后的骨吸收量要数倍于上颌，下颌承托区的面积只有上颌的几分之一，下颌的边缘面积比远大于上颌。

2. 保留了牙根则保留了牙周膜　本体感受器存在，对𬌗力、对下颌运动的感知都较灵敏、准确，但这只在留牙根加固位体时才如此。简单覆盖则与总义齿无异，覆盖种植也无此可能。

（三）覆盖总义齿的适应证

上下颌都能做覆盖总义齿的情况是较少的，颌间间隙太小，多数情况下仅覆盖单颌。用于上颌还是下颌？当需要做出选择时，前已述及下无牙颌在结构与骨吸收特性方面的原因，大多数情况下用于下颌。但如果下颌为一类，上颌为三类，选择覆盖时，应选择上颌。

无论上颌还是下颌，要想增加支持、固位与稳定，应增加在弱的一方。

而当下颌为四类，上颌为一类时，上颌即使能做覆盖，也没必要做了。

1. 有余留牙，但留下又不能用作可摘局部义齿的基牙。

（1）双颌如此，但需颌间间隙足够，且已无牙区骨吸收较重时。

（2）单颌如此，颌间间隙足够，对颌为真牙列或局部义齿修复的牙列。

（3）下颌如此，颌间间隙足够，上颌为一类无牙颌，下颌如拔牙则为二类或三类时。

2. 无余留牙，但可行种植术时。

3. 有先天性口腔缺陷的部分患者。

（四）设计与临床步骤

对确定为覆盖总义齿适应证的患者，如果口内还有多个余留牙，设计时可根据牙根与牙位来选择留牙。

1. 可覆盖牙根的选择　需要考虑的内容有：三个基本条件＋骨内根的

长度 + 殆平面位置 + 唇颊侧有无明显倒凹。

（1）牙根自身可留的三个基本条件：牙周健康或预计经治疗可恢复健康；牙体牙根健康或有龋坏但龋坏部位不影响作覆盖设计；完善的根管治疗。

（2）骨内根的长度：中国人下前牙的根长多在 10mm 左右，如骨吸收 1/2，则骨内还有 5mm，做简单覆盖够了，作金属桩根帽或固位体则不够，4mm 的根尖封闭不能动不仅是做桩冠的要求，也是做一切根内固位体的要求。建议：直接覆盖：5mm；根帽：6mm；固位体：7mm 为最低要求。

（3）殆平面位置：余留牙截冠前的殆面不一定是正确的殆平面位置，牙有无过萌？倾斜？磨耗？从正确的殆平面位置下至根面的距离才是该颌的颌间间隙大小。有多大的间隙则作相应的设计，无间隙则拔牙，而不能为了固位体的高低、排牙的方便而改变殆平面的位置。

（4）牙根的唇颊侧应无明显的倒凹，否则修复后会影响外观。

2. 覆盖牙位的选择　选择在牙弓中位置好，最适宜做覆盖总义齿的牙位：前牙、双侧、尽量对称。

覆盖总义齿的余留牙根与其上的固位体，必然会形成支点或支点线，按部位划分，有可能形成以下 7 种：

（1）局部支点：如 $\overline{3|}$ 与 $\overline{43|}$。

（2）斜支点线：如 $\overline{|5}$ 与 $\overline{3|}$。

（3）中部支点线：如 $\overline{|5}$ 与 $\overline{5|}$。

（4）单侧支点线：如 $\overline{3|}$ 与 $\overline{7|}$。

（5）后支点线：如 $\overline{|7}$ 与 $\overline{7|}$。

（6）前支点线：如 $\overline{|3}$ 与 $\overline{3|}$，$\overline{|2}$ 与 $\overline{2|}$，$\overline{|3}$ 与 $\overline{32|}$。

（7）面式支点线：如 $\overline{|35}$ 与 $\overline{53|}$。

其中，以前支点线最佳，有以下几个原因：

1）前牙是总义齿这一杠杆的末端之一，前牙的切割与啃咬不仅极易造成义齿的翘动，还会造成前部剩余牙槽嵴的重度骨吸收，支点线在前部，则

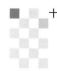

有可能用牙支持代替黏膜支持，满足切割的功能要求。

2）支点线在前部，则后部解剖上的优势便可利用了，上颌硬腭的水平部，下颌的颊棚区，都是黏骨膜能承受𬌗力最强的区域。如支点线位于上颌中部或下颌后部，则留下了相对弱的区域作为承托。

3）混合支持，如不考虑前两点，摆臂越长时承托面积越大，义齿受力时越稳定。前支点线，只有后部一个摆臂，只有一个𬌗龈向运动，左右两侧的感觉也一致；而局部支点，有左右两个摆臂，可产生两处𬌗龈向与水平向运动；斜支点线与中部支点线，有前后两个摆臂，可产生两个𬌗龈向运动；单侧支点线，左右两侧的感觉不一致。

面式支点线，能作成牙支持式，颌间间隙也够的情况较少，能可摘局部义齿过渡则不一定非要做成覆盖总义齿。

3. 临床步骤

（1）取印模、灌模型。

（2）铺暂基托、做𬌗堤、确定颌位关系。

（3）余留牙的准备。

（4）覆盖牙的牙体预备、按设计完成制作（略）。

十一、无牙颌的总义齿系列修复

"临床路径"是最近出现的新名词，过去没有，但手术路径、临床步骤，是一直有的，在一代代医师的传承中，最优的做法逐渐得到保留与传播。对无牙颌患者的修复，在不同的情况下，如何因病因人施治？对这样一个由几千万人组成的患者群，在我们这样一个低水平医保的国度，对疾病本身应进行的治疗与患者接受的治疗往往不一致。几十年不变的印模方法与应用解剖殆型的总义齿是大多数患者所得到的修复治疗方法，尽管多数患者都有一副不如一副的抱怨主诉，但做一副换一个医师并不能保证下一副会比上一副好。

总义齿的更换不能等同于义肢的更换，因为更换的原因并不仅仅是磨损。

中国已成为老龄化的国度，牙列缺失后，多数患者一生总要换几副甚至十几副总义齿，总义齿学的理论与技术，需要体现出医师对无牙颌患者的全程关爱，在无牙颌的不同阶段，都能做到可恢复让患者基本满意以上的功能，这样的话，一位医师就要对自己患者群中的每一位患者良好服务几十年，这既有对医术的高要求，也是对医德的高要求，医学总是离不开道德的，但维护道德的是正义而不仅仅是学术，而正义又需要政治法律等社会条件的支撑。

无牙颌需要的是序列修复？还是系列修复？序列是按次序排好的行列，系列是相关联的成组成套的事物。

无牙颌的情况，不同于唇腭裂治疗的程序步骤、分工合作、时间性等，要求的是序列性。

无牙颌其变化虽有阶段性，但就诊时间不定。不同阶段，既彼此关联；印模、殆型的选择等，又各有特点。长期来看，是能形成系列的，因而定义为系列修复。

主要目的是将过去无牙颌作总义齿的单一概念，细化为什么样的、什么时期的无牙颌做什么样的总义齿；将过去无牙颌不分类导致的印模、解剖𬌗型的单一做法，改变为应用不同的印模方法、相应𬌗型的人造后牙与排牙方法等多种做法。从而可对不同的患者有不同的修复，对同一患者无牙颌的不同阶段，有不同的处理方法。这样，宏观来看，或从患者的一生来看，对无牙颌就有了系列的修复方法。

虽然不同的患者,无牙颌的变化并不会完全相同，时间也有长有短，但其骨吸收的规律、承托区的变化、颌弓关系的变化、颌位的稳定性等，其趋向是一致的（表11-1）。骨吸收了，承托区会变化，印模方法就应该

表11-1　无牙颌的变化

骨吸收量承托区变化	颌弓关系	颌位稳定性	长正中	偏侧咀嚼
一类	正常	好	无	无
	...	...	有	...
	轻/中反	...	无	...
	...	...	有	有
	中/重反	...	无	无
	...	差	有	有
二类	正常	好	无	无
	轻/中反	...	有	有
	...	差	...	...
	中/重反	好	无	无
	...	差	有	有
三类	轻/中反	好	无	无
	...	...	有	有
	中/重反	...	...	无
	...	差	...	...
四类	轻/中反	好	有	有
	中/重反	...	...	...
	...	差	...	...

随之改变；基托边缘变了，颌弓关系变了，抛光面的位置与外形、上下颌抛光面的关系也应该改变；组织面面积、黏膜性状变了，颌弓关系变了，排牙位置、𬌗型选择也应该改变；肌肉改变了，颌位稳定性差了，𬌗型更需要改变等。

总之，患者的一生，无牙颌是变化的，治疗的方法应在相应的阶段采用相应的方法，这样对患者就形成了一个全程关爱的系列修复方法。

在不同的情况下，印模如何取、颌位如何记录？不同的𬌗型如何排牙？请参见以前的章节。表 11-2 将不同情况下𬌗型的首选与次选列入供参考。

表 11-2　无牙颌的总义齿系列修复中的𬌗型选择

骨吸收量承托区变化	颌弓关系	颌位稳定性	长正中	偏侧咀嚼	型选择	
					首选	次选
一类	正常	好	无	无	解剖𬌗	反转杵臼𬌗
	…	…	有	…	长正中𬌗	反转杵臼𬌗
	轻/中反		无	…	反转杵臼𬌗	解剖𬌗
	…		有	有	长正中𬌗	线性平面𬌗
	中/重反	…	无	无	反转杵臼//	线性平面//
		差	有	有	线性平面//	
二类	正常	好	无	无	反转杵臼𬌗	解剖𬌗
	轻/中反	…	有	有	长正中𬌗	线性平面𬌗
	…	差	…	…	线性平面𬌗	
	中/重反	好	无	无	反转杵臼//	线性平面//
	…	差	有	有	线性平面//	
三类	轻/中反	好	无	无	反转杵臼𬌗	长正中𬌗
	…	…	有	有	长正中𬌗	线性平面𬌗
	中/重反	…	…	无	反转杵臼//	线性平面𬌗
	…	差	…	…	线性平面𬌗	
四类	轻/中反	好	有	有	长正中𬌗	线性平面𬌗
	中/重反				反转杵臼//	线性平面//
	…	差	…	…	线性平面//	

续表

| 骨吸收量 | 颌弓 | 颌位 | 长正中 | 偏侧 | 型选择 | |
承托区变化	关系	稳定性		咀嚼	首选	次选
上单一类	正常	好	有	无	长正中殆	反转杵臼殆
二类	轻/中反	…	…	有	长正中殆	反转杵臼殆
三类	中/重反	差	…	…	反转杵臼//	
下单二类	正常	好	有	无	反转杵臼殆	
三类	…	…	…	有	反转杵臼殆	
四类	轻/中反	差	…	…	反转杵臼殆	

注： //：排反殆

十二、总义齿与殆学的若干概念

总义齿与殆学有什么关系吗？

做总义齿需要殆学吗？

好多医师觉得自己不懂殆学，做了好多年总义齿，大多数患者挺满意。这又怎么解释呢？

类似的问题在可摘局部义齿中也存在，在固定修复中，因有殆重建，似乎有些关系。

（一）这首先牵涉到一个问题：什么是殆学？殆学中有没有涉及与总义齿有关的内容

按当今学科分类，殆学是从口腔解剖生理学发展而来的，从20世纪60年代末Ramfjord与Ash的第一本殆学专著《Occlussion》问世以来，关于殆学的教科书出版了十几本，其对殆学的定义各有侧重而不统一。国内的统编教材对殆学的定义如下："殆学，是关于咬合生理病理特性的科学，是以咬合的功能特点为中心，研究咬合的形态与功能及其相互关系、咬合与相关组织结构之间相互关系的科学，它既有包括有关临床医学的内容，又包括有关基础医学的内容。"[44]

医学的临床学科一般以疾病种类、疾病部位范围或对该疾病的治疗方法命名，如内科学、外科学、眼科学、骨科学、儿科学等。这些学科都需要基础医学的知识，但就像外科学并没把解剖学算作外科学的内容一样，一个临床学科的定义应该明确其学科范畴，不能既是临床的又是基础的。

学科是按照学问的性质而划分的门类。学问通过人类的努力而不断积累，当原有的门类不足以解释与包括现有的知识内容时，分化出新的门类就有了必要。有时是新学科产生，有时是原有学科的细化。离我们最近的例子便是五官科的分化。在中国牙医学或口腔医学的历史上，几乎所有的学科名都是老一辈学者们自西文或日文翻译过来的。

关于殆学的知识内容原有的学科口腔生理学容纳不了了吗？

无论殆学怎么定义，殆学的研究对象是咀嚼系统、是人们的共识，人类对于该系统的认识是从形态开始而逐步深入的。

关于其形态、结构关系与生理功能运动等解剖生理内容，目前在口腔解剖生理学中讲述。

关于其病理损害、结构关系异常与功能障碍的诊断、治疗与预防等内容，分布于口腔病理学、牙体牙髓病学、牙周病学、口腔修复学、口腔颌面外科学、正畸学等学科分支中。

形态结构关系的异常与损害，很大一部分表现为牙体缺损、牙列缺损、牙列缺失，口腔修复学已形成一套理论与方法来修复治疗，即仅表现为牙的形态与结构关系异常而引起功能障碍的殆病已有了相当成熟的方法。

而对于有了功能障碍却没发现形态或结构损坏的情况、或有时有了结构关系的改变并引起功能障碍的，单独由现有口腔医学的某一分支解决不了的时候，就要牵涉多学科了，此时就要用到殆学的整体思维。这也就是为什么自老一辈口腔医学专家们始，一代代流传着这样一句话：口腔医学的最高境界是殆学。此类疾病有时单独出现，但大多与其他疾病共同出现并互为因果，而又因其慢性、多因素、因果关系难以证实等原因，虽然多学科、多种病的治疗要用到殆学，但在临床治疗操作的方法上、在理论上还没形成相对成熟的体系。一代又一代学生听殆学课，抱怨听不懂殆学，私底下都把殆学叫"玄学"，那么，毕业以后无论从事口腔的哪个专业，对殆学的理解与应用就只能靠自己了，目前国内无论在口腔的哪个专业，殆学都还没有形成成熟的继续教育课程。也可以说，只有有了学生听得懂的殆学，医师在临床上用得上的殆学，殆学才能成为一门成熟的学科。但首先，殆学需要有一个相对含义明确而易于理解的定义，为此，参考以往国内外的众多定义、综合迄今为止人们对殆学内容的认可范围，目前的殆学似乎应该这样定义更好理解一些：在口腔医学中，与下颌运动、颌位、殆、殆面下组织及关联组织结构对咬合时受力的反应这四个方面有关的解剖、生理、病理、临床治疗等知识内容的总和被称为𬌗学。

其四个方面的任何一个方面出了问题，并影响其他方面时，即称为
𬌗病。

等将来，𬌗学在临床操作、治疗方法及其理论上有了成熟的内容后，就
应该解剖的内容归解剖学，生理的归生理学，病理的归病理学，𬌗学的定义
也就简单了：𬌗学，是关于𬌗病的诊断、治疗与预防的学科。

总义齿，修复的是无牙颌。

即使按现在𬌗学教科书的定义，无牙颌丧失了（牙列）形态，丧失了
功能，也丧失了（上下颌间的）结构关系，其临床治疗内容也应该属于
𬌗学。

按新定义，无牙颌时，四个方面起码有三方面出了问题，应该属于𬌗病
的一种。做总义齿，既要涉及解剖学的内容，又要涉及生理学的内容；无牙
颌，必然有组织病理学的变化，治疗时又完全要靠临床操作来修复，因而也
应属于𬌗学。

但这样一来，似乎就没必要叫总义齿学了，口腔修复学也几乎就没有单
独存在的必要了。

如前所述，学科是发展变化的，学科名自然也会不断更改。在 1954 年
以前，口腔修复学一直叫"义齿学"，多么达意：由总义齿学、可摘局部义
齿学与冠桥学组成。后来又叫了二十几年"口腔矫形学"。再后来，才在
1979 年改名为"口腔修复学"至今。其间，经历了与牙体外科学的分合、
与口腔正畸学的分合、与口腔材料学的分合等。𬌗学在中国单独成为学科也
是在 1980 年以后。所以，未来口腔医学的学科内容重组、学科名重起的可
能性不是没有。

（二）从总义齿理解𬌗学的中心问题

对什么是𬌗学的中心问题，从我国𬌗学的创始人之一——王慧芸教授的
定义："𬌗学是一门以咬合为研究中心的口颌系统的生理病理学"[45]，到现
今"以咬合的功能特点为中心"[44]，说法是一致的，但既是学科的中心，
就是这门学问的重中之重！也就应能被着重理解与应用才是。

不仅总义齿，口腔修复学几乎每件修复体的设计都要用到𬌗学，或就是

𬌗学的一部分。

口腔修复学中"修复"两字本身的含义不应等同于古籍修复、古建修复等用该词时的常规含义，而应是修（牙的）缺损、复建𬌗之意。𬌗学在修复学或修复学中的𬌗学便不能是从理论到理论，而应是时时要应用的，既在修缺损设计时要想到，也在复建𬌗过程中要用到。

咀嚼系统的主要功能当然是通过咬合来咀嚼食物，但仅以咬合两字为中心，用于引导医学生产生𬌗学思维是不够的。如"咬合痛"，很常见，怎么解决呢？仅凭"咬合"两字，既不能判断部位，也不能解释原因。

在口腔医院就诊的临床病例中，颞下颌关节紊乱病与需要鉴别诊断的十几种关节内外的疾病，以及关节脱位与关节强直，是引起下颌运动问题的主要疾病。这些疾病由关节门诊与颌面外科治疗。当下颌运动出了问题时，咬合自然不能正常，其他的便谈不到了。所以广义的𬌗学的中心问题离不开下颌运动。

当下颌运动正常时，可以定义一个狭义的𬌗学的中心问题，有益于口腔修复科的医师理解与应用𬌗学。

颌位、𬌗、𬌗面下组织及关联组织结构（包括关节肌肉）对咬合时受力产生的问题成千上万，而该三方面的关联性又是每时每刻的，因此可否认为，当下颌运动正常时，𬌗学的中心问题是一条线，一条会涉及定义中三方面的线：颌位—𬌗—𬌗面下组织及关联组织结构对𬌗力的反应。

口腔修复科常见的𬌗病或戴牙后出现的问题，大多是其中某一方面出了问题或考虑不周进而影响了其他方面。这条线的顺序很重要，颌位永远是第一位需要考虑的，但三方面之间互相关联，互相影响。当颌位没问题时，最重要的是𬌗，但𬌗面下组织结构对𬌗力的反应，有时是远方关联组织结构对𬌗力的反应又决定了𬌗应如何来设计。这样来分析咬合痛便思路很清晰，拿总义齿来说，是颌位的问题？还是𬌗的问题？还是𬌗面下的组织面的问题等？三者必居其一。

颌位：牙体缺损，小范围牙列缺损时，大多没有颌位问题。真牙列颌位有问题或固定修复导致颌位出问题时，多会引起关节肌肉的问题甚至颞颌疼痛。当牙列缺失后、牙尖交错位丧失后、牙尖交错位有问题时，首先应考虑的就是颌位问题。颌位正确，𬌗设计正确，𬌗面下组织反应才能正常，咀嚼功能才有保证。颌位错了，一切皆错。

𬌗：修复牙体缺损时，哪怕仅仅是一个𬌗面的嵌体，如果有了早接触，则不仅改变了垂直距离，也有可能改变水平颌位，产生𬌗创伤，对𬌗面下牙体、牙周、骨或相关联的肌肉、关节造成损害，首先在最薄弱的环节出问题。𬌗平面的位置，纵、横𬌗曲线，𬌗接触的部位、高低、范围，𬌗面的形态，覆𬌗覆盖的大小，侧方𬌗前伸𬌗时的𬌗接触等，莫不对修复体的使用产生影响。

𬌗面下组织结构：不同的组织结构对𬌗力的耐受值是不同的。根的长短、外形，骨的高低，黏膜的性状不同，𬌗的设计便应该不同。远方关联组织结构，肌肉、关节戴牙后的反应，都与颌位确定的好坏、𬌗的设计是否正确有密切关系。

总之，不仅总义齿，任何修复后出现的问题，几乎总能找到在这条线上的三方面中顾此而失彼的地方，种植也不例外；反之，总义齿与其他修复方式的成功，又肯定是这三方面都做好了。因而，虽然人们刚开始可能会有些不习惯，中心问题不是一点而是一条线，但这是以往的思维定式造成的，是可以改变的。将这三方面归结为𬌗学的中心问题，有助于理解𬌗学的特点，此亦为纲，𬌗学的其他知识内容均与此有着不同粗细的脉络联系。

（三）𬌗学的颌位与总义齿的颌位

研究颌位的目的是为了牙位。

上颌骨与颅骨不动，颌位就是下颌骨（相对于上颌骨与颅骨）的位置在哪儿？

开口下颌骨下移，闭口下颌骨上移，为了切割食物下颌前移，为了咀嚼研磨食物下颌左右移动，颌位是动的，健康牙列时大多数情况下不用担心颌位的问题。

总义齿修复时，却只能先确定一个在垂直向与水平向静止的颌位，然后再通过排牙、𬌗型选择、调𬌗等方法解决动态颌位时义齿的稳定与功能要求。

𬌗学的颌位与总义齿的颌位因牙列的状态不同而分开称谓较为方便：

健康牙列：牙尖交错位或最大牙尖交错位等。

病态牙列：病态颌位。

修复牙列：正中殆位、正中关系位。

1. 牙尖交错位　是牙尖交错殆时的颌位。是咀嚼功能最主要的颌位，前伸殆、侧方殆都要回到牙尖交错殆，下颌同时也就回到了牙尖交错位。

前伸殆：从切缘相对到牙尖交错殆的过程中，都属前伸颌位。

侧方殆：从颊尖相对到牙尖交错殆的过程中，都属侧方颌位。

后退殆：从最后退接触到牙尖交错殆的过程中，都属后退颌位，但因距离较前伸/侧方小很多，起始点（或终止点）不明确，有的人还不能后退，便以后退接触位来代表后退颌位了。

从牙尖交错殆脱离殆接触向下后 1～3mm，是下颌姿势位。

也就是说，下颌从牙尖交错位可前，可后，可左可右，可下，都有相应的颌位，也就有了相应的名词与定义。

当端坐，下颌开口后再闭口时，正常情况下肌力闭合道的终点与牙尖交错位是相同的，此时说肌位、牙位是一致的，牙位在此代表牙尖交错位，肌位是肌接触位的简称，由此可理解，肌位的概念正常时不用管，有牙尖交错位呢？但可在肌位、牙位不一致时用于判断是牙位出了问题还是肌位不正常。

总之，围绕牙尖交错位，还有 5 个有名称的颌位，牙尖交错位是位置最明确的颌位，后退接触位次之，肌位与下颌姿势位又次之，前伸颌位与侧方颌位是个范围。

2. 病态颌位　病态牙列有可能导致病态颌位，但有时病态颌位是肌肉与关节的问题造成的。

牙尖交错位高度不正常时，会有过高颌位、过低颌位。前者可见于成人正畸后，为解除反殆、锁殆或扶正近中倾斜的后牙，先抬高，为需矫治的牙创造空间，但该牙被矫治扶正后，压低不够，或其他牙有了过萌；也常见于不正确殆重建后，为创造修复间隙，增加了垂直距离；偶见于颌骨或髁突的增生性疾病。后者常见于牙列的重度磨耗。

过高殆位、过低颌位，大多同时伴有颌位的前移、颌位的左偏斜或右偏斜。所以从名称上还应有前移颌位（以有别于前伸颌位）、左偏斜颌位或右偏斜颌位。

病态颌位甚至可由于拔除一颗第三磨牙、做了一个冠而造成，患者因躲避殆干扰造成的疼痛，在偏斜颌位过久，可磨耗形成不正常的殆关系。但此时，垂直距离改变不大。

殆干扰还会造成偏斜前伸颌位或偏斜侧方颌位。

3. 正中殆位　是牙尖交错位的旧称谓。人们因下颌骨发育可能的不对称性及下颌骨体位置不一定居正中的原因，而以此时殆的特征：上下牙尖交错达最广泛、最紧密接触来定义该颌位了。但取代一个词容易，取代该词的关联词、衍生词以及由这些词产生以后应用已久的含义难。

想取消正中殆位，要先想好正中殆、正中关系、正中关系位、正中关系殆怎么办？

正中殆位原是真牙列与假牙列共用的名称，在真牙列觉得不适用了，难道假牙列也不能用？想过新名称适用于假牙列吗？

把正中关系位改叫后退接触位，把正中关系殆改叫后退接触殆，那正中关系怎么改呢？应该改吗？能改吗？按其改法须叫"后退接触关系"，这词达意吗？如果没有了正中关系位与正中关系殆，正中关系存在的意义又是什么呢？

修复牙列意指牙尖交错位丧失后经修复重新建殆的牙列，其颌位是医师确定的。依该颌位所建的殆，要根据殆面下组织结构的承受能力来设计，不一定要做成解剖殆型，那么，此时的殆如果不是上下颌牙尖相互交错，不设计成最广泛最紧密的殆接触形式，即失去了牙尖交错的殆型特征，便不应叫牙尖交错殆，而该殆位的颌位，也不应叫牙尖交错位了。而更应明确的是，此颌位被确定的只是有可能接近原牙尖交错时的颌位而不一定是原位。那叫什么呢？这时，古老的名词就显示了先贤们的智慧。该殆位是从正中关系中先确定垂直距离，再确定水平颌位关系，定下正中关系位后，一位者在*正中关系位*建立正中关系殆，二位者在其前方的正中殆位建立正中殆，前者的正中关系位等于正中殆位、正中关系殆等于正中殆。什么殆型都可建立正中殆。多么清楚的逻辑关系，多么严谨而开放的学术名称，多么正确的修复设计。这样的学术宝藏我们为什么要弃之呢？如用牙尖交错位，后退接触位，那就成了："在后退接触关系中确定了后退接触位后，一位者在后退接触位建立后退接触殆，二位者在其前方的牙尖交错位建立牙尖交错殆。"在殆学概念上每句都有错：正中关系用后退接触关系代表不了；后退接触殆不是一个稳定的殆关系，仅少数后牙接触，前牙不接触；后退接触位与牙尖交错位不在一个垂直距离上，后退接触位的上前方才是牙尖交错位。

所以，正中殆位是修复牙列的建殆颌位；*正中关系位是修复牙列确定颌*

位关系的颌位。如不宜应用于真牙列，在修复牙列则仍然是非常适用的名词，尤其适用于总义齿，牙尖交错位反倒是不完全对的（图12-1）。

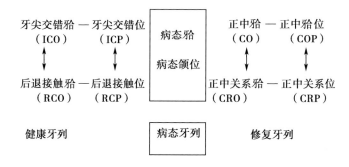

图 12-1　三种牙列的殆与颌位关系

（四）正中关系

做总义齿，正中关系是一个绕不过去的名词。

1. 正中关系定义中的分歧　正中关系先在口腔解剖生理学中被讲到，而后在殆学中再被讲到，最后在口腔修复学中讲总义齿正中关系位时第三次讲到。

在一个二级学科内应用的同一个概念的定义本应是一样的，但事实并非如此：

"下颌髁突位于关节窝的最上、最前位，下颌适居正中，在适当的面部距离（垂直距离）时，下颌骨对上颌骨的位置关系，又称为正中关系位。"[46]

"在铰链开口度的范围内下颌对上颌的位置关系。"[44]

"确定水平颌位关系即确定正中关系位，正中关系位指下颌髁突位于关节凹居中，而不受限的生理后位。"[14]

这就不可避免地会给教学带来混乱。

美国口腔修复学界最具权威性的修复学名词汇编 *The Glossary of Prosthodontic Terms*（*GPT*）第一版，对正中关系只有一个解释，后几版不断改动，再后来保留了1、3、5版的解释，又把几位著名学者的定义都罗列上了，以至于出现了7个解释，这对于一本有国际声望的词典是很不寻常的事情。

国内、外对同一个名词有如此之多的不同的解释与定义，虽然存在学术之争是很自然的事，但为何而争？争论的焦点与意义何在？

正中，在中文的理解中是物体的形心或空间的中央，意为不前、不后、不左、不右、不上、不下。但正中关系这个词要表达的是下颌骨对上颌骨或颅骨的位置关系，上颌骨或颅骨是不动的，下颌骨因运动则会与上颌骨之间产生三维关系的一个空间范围。下颌骨的运动范围主要是向下，其次向前，再次向左右，小范围向后。在计算机时代要找到该三维空间的中央位置不难，应该是在半张口、半前伸、不左不右的一个位置处。但这样一个位置是有解剖学意义还是有生理学意义呢？都没有。因此，对于正中关系的"正中"两字，不能从几何学的三维概念上去理解。因年代久远，查到最初用此词时的前后语境已非易事，但推理正中的含义来自正中殆的正中应该是成立的，在经典殆学理论中，正中殆的正中，即从尖窝交错点出发可前伸、可左侧方、可右侧方运动，此点即为正中。按王毓英教授的解释，虽然下颌骨是一个不规则外形的骨，解剖结构的对称即为结构性的正中；运动型的正中即功能性的正中[45]。他定义的正中关系是："下颌不偏左、不偏右，适居正中，下颌髁突处于关节窝的后位，在适当的面部距离时，下颌骨对上颌骨的位置关系"[47]。

可见正中关系的正中与正中殆的正中原本是左右居中、居后之意。

国外口腔医学界对正中关系的定义，早在20世纪30年代就有了，研究文献较为集中出现在20世纪20年代末到30年代、20世纪60年代到80年代。之后，仍然不断有著名的学者或学会组成的命名委员会重新定义正中关系。如果把国外、国内所有的定义罗列在一起，做一下分析比较，不难发现，大多有如下的共同点：

1. 都认可是下颌对上颌的关系。

2. 不是一个颌位，而是一个开口18～25mm的铰链运动范围。

3. 以髁突在关节窝的位置为标志。

对第1点没任何歧义；第2点铰链运动也多数同意，范围有大有小，争议也不大；最乱、最不统一的是第3点，将其作为标志，双侧左右居中的标志意义好理解，但前后向位置以哪儿作为标志麻烦就大了。仅以最近的一版GPT（2005年第8版）与国内常用的几本教科书中出现的正中关系的十个定义为例，关于髁突的位置就有以下的分歧：

同意最上最前位的3个；

同意最上最后位的2个；

同意最上最中位的 1 个；

同意最后位的 4 个。

究竟谁是对的呢？

2. 分歧中的理论与应用　正中关系，是近一个世纪前出现的词汇，在那之前，不知有多少人思考过但不知如何定义，后来在 1910 年前后，Alfred Gysi 等人描记出的哥特式弓的外形被大家接受，其原理被同行认可后，1930 年的国际修复学会议上才有了"当髁突在关节窝内处于其生理最后位，下颌可以自由旁侧运动，下颌对上颌的关系"这样的定义。这个定义被应用了几十年，GPT 于 1956 年出版第一版时，也是用的这个定义（the most re-truded relation of the mandible to the maxillae when the condyles are in the most posterior unstrained position in the glenoid fossae from which lateral movement can be made），只不过加了一句话"at any given degree of jaw separation"。可见，正中关系，从一开始即以髁突在关节窝的位置作为判断标准，后来才加上了垂直向有开口范围的含义。20 世纪 30 年代，正是总义齿理论与技术发展的高峰期，当时世界上最著名的口腔修复专家，不仅 Gysi、连被全美专家推荐主编 GPT 的 Boucher，都是总义齿专家。

牙列丧失后，退而从关节因素考虑作为修复的出发点是很理性的事，而殆学理论，也正是因对总义齿的研究而产生了大量的积累。虽然正中关系后来也被应用于真牙列的检查，但如果没有做总义齿时因牙尖交错位丧失而需要重新确定上下颌的颌位关系，也就没有对垂直距离、正中关系、正中关系位等知识的迫切需求。

正中关系是"下颌对上颌的位置关系"，做总义齿时必须要确定的颌位关系也是下颌对上颌的关系！除了总义齿，其他的修复方式，冠桥类一般不需要重新确定；可摘局部义齿类只要有对殆，一般也不需要重新确定；殆重建时需要确定，但余留牙总有些可以参照的内容。

为什么要定在一个 20mm 左右的运动范围内呢？下颌对上颌的位置关系这一概念较笼统，是一个相对大的三维关系，当下颌做小范围的开闭口运动时，等于将该三维关系的范围大大缩小了，此时，下颌对上颌的位置关系就成了原三维空间的后上居中位置的关系。而且此时的髁突只是在原位、在关节盘下转动，此时的铰链运动一般称为小开口运动；再大，则称为大张口运动，运动不仅发生在下腔也发生在上腔，有转动有滑动，有髁突的运动也有关节盘的运动。后者的运动就复杂多了。所以，在小开口运动时的该关系下先确定一个垂直距离、再定下正中关系位就相对容易得多，而且是一个可重复的、稳定的位置；对于没有牙列的支持与牙尖之间的锁结的无牙颌，对于经常下颌前伸与面下 1/3 距离变短的无牙颌患者来说，是一个相对较为可靠的参考位。

正中关系时，髁突在关节窝的位置究竟是哪儿？最上最前、最上最中、最上最后还是最后位？

《殆学》[44]定义正中关系时，前边说"髁突处于关节窝中的最上最前位"，但后边却说"后退接触位是正中关系的最上位，具有唯一性。"又说，后退接触位是"下颌从牙尖交错位直向后下移动约 1 毫米"。

髁突是下颌骨的一部分，下颌直向后下移动了，髁突反倒向前上移动了？

如果我们认可最初正中关系是为做总义齿确定颌位关系而命名并定义的，那么，对该问题的争论可做一个简化分析。

无牙颌时，需要以颌位定殆位；而后以殆位维持颌位。前已述及，从下颌对上颌一个较大的三维空间中，局限到一个相对较小的关系中，确定一个垂直距离而定下正中关系位，是一个理性的做法。之所以需要是小开口运动的范围，因为只有做小开口运动时，两侧髁突不仅不前后移，而且是不偏左不偏右的，以通过两侧髁突的旋转轴做单纯的旋转，重复性最好；而且此范围时的后边缘运动轨迹，离肌力闭合道较近、其上端某处（即医师所确定的垂直距离上），离原牙尖交错位最近甚至有可能是同一位，虽然 90% 此位可能不是原殆位（应再通过殆型的选择来解决），但当没把握一定能找到原颌位时，次优的、重复性好的此位又何尝不是此时最优的选择呢？患者端坐、无牙颌的下颌、无不适的自受迫状态下、确定垂直距离后，做前伸后退与左右侧方的运动，此时的髁突，只可能在关节窝的最后位才能做出可重复的边缘运动后中点，往前一点，不是边缘了，也不一定能重复了。无不适的自受迫状态下最上后位与最后位在关节解剖学上有什么区别？未见文献记载，但可以从解剖学上来判断，髁突的运动发生在关节下腔的盘-髁关节而不是关节上腔的盘-颞关节，髁突后退时，下颌是向后运动的，下颌无上移则髁突也不可能再上移，颞后附着、双板区与下颌后附着轻微受压，那么，最后位也即最上最后位，两者之间应该没有区别。

这样，问题的焦点便集中在了为什么又成了最上最前位？对该问题的关心与争论不仅在国内，也不仅是过去。

从 GPT 第 5 版开始到现在第 8 版，"最上最前"位便成为了正中关系 7 个定义中的第一个定义中髁突的位置。其用词"the anterior-superior position"（上前位）虽然与国内多本书引用的 Dawson 的定义在正中关系时的用词"the most superior position"（最上位）有所不同，但因其随后都有（"against the … eminencies"，Dawson 的 eminentiae 为拉丁词），"盘-突复合体正对着关节结节"是其共同之处，从解剖上强调了其最上最前位置的两个结构。

Peter E. Dawson 医师研究了几十年殆学，一辈子只写了一部书，1974 年第 1 版，1989 年第 2 版的 *Evaluation*，*Diagnosis*，*and Treatment of Occlusal Problems*[48]，2007 年改名为 *Functional Occlusion*[49]，实为其第 3 版。但在 2013 年，围绕正中关系的一些问题，其中也包括髁突的位置究竟是在最上最前还是最后，他与 James Carlson 医师、Bill Dickerson 医师等甚至发生了一场辩论（见 Comments from Peter Dawson re：The Real truth about CR；www. dawsoncenter. com）。

Dawson 对正中关系的定义："Centric relation is the relationship of the mandible to the maxilla when the properly aligned condyle-disk assemblies are in the most superior position against the eminentiae irrespective of vertical dimension or tooth position. "（*Functional Occlusion*，59 页）

该定义与以往的定义有相同之处：无论垂直距离，是下颌对上颌的关系。不同之处是：最上位，与牙位无关，还有一个前提是：两侧的盘-突复合体正确排齐。

用解剖学的知识来分析：盘排列（或位置）正常，髁突的力量就能由髁突前斜面通过没有血管的、纤维非交织状态的关节盘中带传导给关节结节后斜面，这些是发育形成的最适宜负重的结构。

什么叫"properly aligned"？也从解剖学上推理，则需要满足以下所有条件：

髁突形态发育正常、左右对称、几十年使用正常没有改建；

颞骨形态发育正常、两侧关节后结节高低一致、关节窝深度一样；

关节盘形态发育正常、最好是 I 型、位置正常、左右对称、没有移位、没有穿孔、没有变薄、没有增厚、没有纤维化、没有变小变形。

但这些条件同时全部满足的可能性有多少呢？作为一个具有适应性改建

能力的滑膜关节，颌骨的功能位置与受力大小均会使关节的软硬组织改变形态。即使没有关节疾病，正常人多数存在咀嚼惯用侧已被诸多研究证实，几十年的非对称使用，惯用侧与非惯用侧的髁突与关节盘会一点差别没有？这是一个无法通过大样本解剖来检验的命题。

那 Dawson 医师等为什么还要这样定义正中关系呢？从其著作的题目与内容不难看出，其研究对象是真牙列，其目的是要将牙位与髁突的情况及位置联系起来分析（而不是用于确定无牙颌的颌位）。其正中关系一章开宗明义："Because the position of the condyle-disk assemblies determines the maxillo-mandibular relationship during jaw closure, any variation in condylar position will change the closing arc of the mandible and thus affect the initial contact of the mandibular teeth against the maxillary teeth. If maximum intercuspal contact of the teeth is not coincident with the completely seated position of both condyles, the condyles must be displaced to achieve complete jaw closure into maximum inter-cuspation."（因为盘-突复合体的位置决定了上下颌在闭颌时的关系，任何髁突位置的变化都将改变下颌的闭合弧，这就会影响上下颌牙最初的耠接触。如果最广泛牙尖交错耠接触与两侧髁突完全回位后的位置不一致，髁突就只能靠移位来使颌闭颌至最广泛牙尖交错位[49]。）

他将最广泛牙尖交错位与髁突的位置联系起来，认为髁突完全回位时正好与牙尖交错位相同最好，否则髁突就会移位。但这又与只有在盘-突复合体正确排齐即在正中关系时，关节才可承受来自升颌肌群的最大负荷而无不适、才是符合生理与生物力学的等论点，怎么联系起来呢？髁突回到哪儿算完全回位了呢？

Dawson 的分类是耠的分类，其第一类"maximal intercuspation is in harmony with centric relation"（最广泛牙尖交错位与正中关系相协调），即将耠位与 CR 的关系联系在一起。其他的髁突与牙位的不协调再按其程度与疾病进程分为另外三类用于临床耠治疗的指导[49]。其中，"in harmony"怎么翻译？将其译为："最大牙尖交错耠与 CR 一致[50]"，不符合原文的原义，在中文里，一致的意思就是没有分歧、相同或一样。如果最大牙尖交错耠位与正中关系一样，那么，《耠学》一书就需将"后退接触位是正中关系的最上位，具有唯一性[44]。"改写为"牙尖交错位（或最大牙尖交错位）是正中关系的最上位，具有唯一性。"但牙尖交错位时髁突在最上最前位吗？不

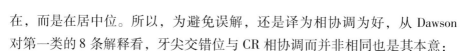

在，而是在居中位。所以，为避免误解，还是译为相协调为好，从 Dawson 对第一类的 8 条解释看，牙尖交错位与 CR 相协调而并非相同也是其本意：

"1.（上下）牙分开后，正中关系是可核实的。

2. 稳定负重时关节区域无不适。

3. 对 TMD 的治疗是不需要的。

4. 下颌能闭合到牙尖交错位而没有早接触或下颌偏斜。

5. 除了可能的运动干扰外，殆平衡是不需要的。

6. 患者能叩齿而无不适。

7. 咬合板的使用并非适应证。

8. 该类的殆可以是任一安氏分类的。"

可以看出，以前定义正中关系是为了无牙颌时准确确定正中关系位，被几十年的临床实践证明是行之有效的；但显然，与 Dawson 等的定义一比较，原定义对分析有牙列时的殆意义就不大了，而且，无论无牙颌修复后还是有牙列，最后位并不是功能状态下的髁突位置。可以总结为三点：

（1）对正中关系的考虑与应用不仅是在修复无牙颌时，仅仅用于确定颌位关系；

（2）还要考虑功能时；

（3）有牙列，在殆的分析与殆病的诊断与治疗中也要考虑正中关系。

其理论的主要价值就在于此。而且，该定义用于总义齿时做理论指导还有其他用处，如对可适位与最适位的概念可以明确区分开来了：可适位即为确定颌位关系时的髁突位置与颌位。最适位即为功能状态时的髁突位置与颌位。其道理是，在某一垂直距离上时，髁突的位置也就是颌骨的位置，即颌位所在；髁突从最后位前移，颌位也即前移。

也为殆型改良提供了另一个理由，即靠最后位确定的颌位在功能时仍要回到前边的某个位置，由髁突在 CRP 与 COP 之间的距离所决定，殆型没理由限制颌位（再做成解剖殆型），当骨吸收为三类后也限制不住，因而需要改良。

当然，任何一种理论有它的目的也就有了它应用的局限性，其全书中通篇无正中关系位一说，但既承认正中关系是一个范围，目的又是要确定正中关系看其与最广泛牙尖交错位是否协调，协调的具体指标是什么？按其第 4 条，如果以没有早接触与下颌偏斜为协调，那么，检查过程必然存在着一个从正中关系到牙尖交错位的过程才能知道是协调还是不协调？那么，在该过程中还属不属于正中关系呢？还是协调则属于正中关系、不协调则不属于正中关系？从其解释上应该都不是。如是协调的，则下颌在近远中方向上会正向前上可直接进入牙尖交错位，但此时下颌会旋转、双侧髁突则会向后下移！牙尖交错位时髁突不会在最前最上位，而应在关节窝的居中位或中央略前方的位置。前述的"完全回位"即应是髁突在关节窝的居中位但双侧髁突同时左右居中。以髁突的位置为标志定义下颌骨对上颌骨的正中关系，切端之间垂直向可以有 20mm 左右的范围，髁突前后向可不可以有 1mm 的范围？以髁突在前上位为起点、牙尖交错位为终点，关节盘中间带的厚度是1.1mm，许氏位关节前间隙是 2.06mm，即使将髁突定位在最前上位时、将关节上腔与关节下腔都挤压到间隙为零，最前上位与居中时髁突在前后向的位移也只有不到区区 1mm 的位移！只有起点算正中关系？那正中关系的最上端在哪儿？所谓的正中关系与最广泛牙尖交错位协调从道理上应该是下颌从切端 20mm 左右的小开口度上逐渐到最上端再向前到最广泛牙尖交错位！如两者之间是协调的，髁突仍保持左右居中只是稍微后下移位了不到 1mm，此时，如因髁突的微小后下位移就不算正中关系了不合逻辑，而应是在正中关系中进入了最广泛牙尖交错位，两者协调者则骨对骨仍在正中关系上才对。也只有这样定义，Dawson 的第二类才能与第一类的逻辑是一致的："最广泛牙尖交错位与可核实的正中关系不协调，髁突需移位才能闭口至最广泛牙尖交错位。"即失去了正中关系，这里的"移位"不是前后向的，应是侧移位才对。

在此，理解其理论可以再次类比哥特式弓的描记，临床检查时，为避开𬌗因素对下颌运动的影响，在有牙列时，如不用手法及体位让双侧髁突顶在最前上位，除此之外，又有哪个位置能让下颌的开闭颌运动是稳定可重复的？没有了！无牙颌时的最后位、最后上位也是准确可重复的，无牙颌时可否用前上位呢？不能，因为垂直距离定不了。下一步正中关系位就定不成，所以，最后位还得用。但真牙列时，最后位不是最后上位，而是后下位，此时叫后退接触位是准确的，而此时髁突在哪儿就不一定了。

可见，最后位仍然是有用的、已用了几十年，目前还否定不了；前上位是有道理的，也是有用的。两者被定义的目的不同：后者获取不了垂直距离，确定不了正中关系位；前者分析不出正中关系与最广泛牙尖交错位是否协调。那么，前也是正中关系、后也是正中关系，两者之间呢？

最广泛牙尖交错位时髁突在关节窝的中央略前方的位置——在两者之间。

说话时，髁突不会在前上位也不会在最后位，那会不会也在两者之间呢？

语音法从前牙的中线可看出颌位有无左右偏斜；从上下前牙的覆盖可看出有无前伸后退；从前牙的覆殆可看出上下运动的幅度大小。这需要医师的经验与患者的正常配合，重复发某些音时也可以做到动态的稳定重复，如最小发音间隙时切端只下移1mm左右，但此时髁突的位置在哪儿？结合临床的观察，推理大部分小开口范围的发音时髁突应在关节窝中央略偏下的位置，即在两者之间离最广泛牙尖交错位时的髁突位置略偏下的位置，但不会是一个像最后位或最前上位一样明确而固定的可确定或可核实的位置。这产生了另外一个问题：当正中关系与最广泛牙尖交错位不协调时，语音动作时，髁突的位置是左右居中的吗？从解剖生理学推理，如肌肉韧带关节盘无异常，脱离了殆因素后，左右髁突理应居中。

正中关系怎么定义好呢？除了前上位与最后位外，再定出一个第三位来？

最后位、最后上位是为了无牙颌时确定颌位关系用的；

最上位、前上位是符合解剖生理与生物力学的位置。

两者之间有咀嚼时最重要的牙尖交错位、部分或大部分语音功能颌位时的髁突位置。

似乎是不可调和的，但从为了功能/恢复功能的角度，这些又有相通之处，也都是对称运动时的髁突位置。

对称运动，大多存在于开闭口非咀嚼运动时，但此时髁突不会在最前上位；咀嚼功能运动时，前伸运动有可能是对称运动，此时髁突也不在最前上位；侧方殆时，取决于运动幅度，工作侧髁突不在最后位，非工作侧髁突先往前再往内下移位。都是非对称运动。对称、两侧髁突又都在最前上位的咀嚼运动只可能发生在一个发育对称的个体、在两侧磨耗完全相同的后磨牙（最好是第二磨牙）的同一牙位、同时咀嚼各一块大小相同、质地相同的食物，该食物还需有一定韧性，在咬穿前用力时，闭口肌群的收缩可导致下颌骨以食物为轴旋转，髁突向前上移位。可见这是极小概率事件。既然如此，又何必非要以对称的正中关系来做判断呢？

其逻辑关系应该是这样的：结构性正中，不仅是解剖学意义上的（骨、关节盘的发育等因素），也是生理学意义上的（神经、肌肉、韧带等涉及下颌运动的因素），由此才可以做到功能性正中即对称运动。

功能性正中，包括四项：

（1）开闭口运动时有对称性（双侧髁突左右居中）（语音功能即在此范围内）；

（2）闭口末牙尖交错位时存在结构性的正中（双侧髁突左右居中、前后居中）；

（3）前伸运动时有对称性（双侧髁突左右居中）；

（4）左右侧方运动时（髁突的运动）相对于矢状面有对称性。

这就表明两侧髁突-关节盘与殆位之间的协调性好，在此状态时，下颌做小开口运动时，两侧髁突在关节窝内会左右居中；真牙列时临床检查时推至最前上位时能左右居中且与牙尖交错位相协调；无牙颌后髁突后退至最后位仍然左右居中。只不过后者用于确定无牙颌的颌位：正中关系位；前者则用于真牙列殆的分析与有无殆病的诊断与治疗。可见，正中关系是一个人为命名的、出于临床检查与治疗的目的、在复杂的较大的下颌运动范围中所确定的一个相对简单的小运动范围，无牙颌、有牙列均以髁突的位置为标志。既然如此，有下颌骨垂直向的 20mm 左右的开闭口范围，为什么不可以有髁突前后向的几毫米范围呢？如不允许有该范围，那牙尖交错位时、息止颌位时存在的结构性正中也不在正中关系范围内；语音功能时存在的功能性正中也不在正中关系范围内。（1）~（4）四项功能性正中一项也不在正中关系中，那么这样的定义就会大大丧失其应用价值。

所以，应该是髁突在最后位与最前上位之间时，只要髁突有结构性与功能性的左右居中，此小开口范围内下颌对上颌的关系都属于正中关系。或简言之：在下颌小开口范围内，当双侧髁突在关节窝内能左右居中时，下颌对上颌的关系即为正中关系。

如这样定义正中关系，最前上位（在关节窝内）的手法检查、后位（在关节窝内）的哥特式弓描记、两者之间的语音法、息止颌位法（在关节窝内）也就各有了其理论依据与用途。前两者已无需赘述，语音法，只要找对语音，靠观察判断，因是在正中关系中判定的，则不仅在垂直距离上可以判定的不亚于息止颌位法的准确度，在水平颌位关系上也可以确定的不偏左不偏右，在前后向上不亚于最后位距原牙尖交错位的准确度。不仅可在无牙颌时用于确定颌位关系，也可在真牙列时用于判断牙尖交错位在左右向上是否与正中关系相协调。

参考文献

1. George A Zarb, Charles L Bolender, Judson C Hickey, et al. Boucher's Prosthodontic Treatment for Edentulous Patients. 10th ed. St Louis: the C. V. Mosby Company, 1990, 150: 400-405, 442-452.

2. Atwood DA. Postextraction changes in the adult mandibular as illustrated by microradiographs of midsagittal sections and serial cephalometric roentgenograms. J Prosthet Dent, 1963, 13: 810-824.

3. Cawood JI, Howell RA. A classification of the edentulous jaws. Int J Oral Maxillofac Surg, 1988, 17: 232-236.

4. Wical KE, Swoope CC. Studies of residual ridge resorption. Ⅰ. Use of panoramic radiographs for evaluation and classification of mandibular resorption. J Prosthet Dent, 1974, 32: 7-12.

5. McGarry TJ, Nimmo A, Skiba JF, et al. Classification system for complete edentulism. J Prosthod, 1999, 8: 27-39.

6. 徐军, 张苹, 杨亚东, 等. 总义齿与可摘局部义齿的设计（上册）. 北京：中国大百科全书出版社, 2005, 6-9.

7. Frush JP. The Myostatic Outline. Accu-Dent Research & Development Company, Inc., 1995.

8. 刘向晖, 徐军. 牙槽嵴骨吸收程度不同下颌中性区外形变化初探. 中华口腔医学杂志, 2010, 228-232.

9. Allen LR. Improved phonetics in denture construction. J Prosthet Dent, 1958, 8: 753-763.

10. Silverman MM. Determination of vertical dimension by phonetics. J Prosthet Dent, 1956, 6: 465-471.

11. Rothman R. Phonetic considerations in denture prosthesis. J Prosthet Dent, 1961, 11:

214-223.

12. UCSF Clinical & Laboratory Procedures for Fabrication of Removable Prostheses，1990，30.

13. 王美青. 口腔解剖生理学. 第 7 版. 北京：人民卫生出版社，2012，298，294，373，390.

14. 赵铱民. 口腔修复学. 第 7 版. 北京：人民卫生出版社，2012，321，322，334，335，355.

15. Stanley Jablonski. Illustrated Dictionary of DENTISTRY. Philadelphia：W. B. Saunders Company，1982，250.

16. 钱明. 两种常用确定垂直距离方法与拔牙前记录的比较. 北京：北京大学口腔医学院，2008.

17. 姜婷，刘凌宜，彭蓓，等. 用发音确认水平颌位的研究. 实用口腔医学杂志，2009，25：88-91.

18. Clapp GW. How the science of esthetic tooth-form selection was made easy. J Prosthet Dent，1955，5：596-608.

19. Frush JP. How dentogenic restorations interpret the sex factors. J Prosthet Dent，1956，6：160-172.

20. Frush JP. How dentogenic interprets the personality factors. J Prosthet Dent 1956，6：441-449.

21. Frush JP，Fisher R. The age factor in dentogenics. J Prosthet Dent，1957，7：5-13.

22. Frush JP，Fisher R. The dynesthetic interpretation of the dentogenic concept. J Prosthet Dent，1958，8：558-581.

23. Frush JP，Fisher R. Dentogenics：Its practical application. J Prosthet Dent，1959，9：914-921.

24. 冯海兰，徐军. 口腔修复学. 第 2 版. 北京：北京大学医学出版社，2013，105，221，270.

25. Hanau RL. Articulation defined, analyzed and formulated. J. A. D. A，1926：1694-1709.

26. 孙廉. 简单𬌗架排列全口义齿的理论性与实用性的讨论. 中华口腔科杂志，1983，18：219-222

27. Merrill G. Swenson Complete Dentures. 3rd ed. St Louis：The C. V. Mosby Company，1953，174，176，244-264.

28. 孙廉. 全口义齿的临床选磨简法. 中华口腔科杂志，1980，15：216.

29. 孙廉. 全口义齿选磨的研究（二）. 临床口腔医学杂志，1986，2：32-38.

30. 四川医学院. 口腔矫形学. 北京：人民卫生出版社，1980，385.

31. 王惠芸. 我国人牙的测量和统计. 中华口腔科杂志，1959，149-155.

32. Condyloform diatorics. Candulor Ltd. CH-8037 Zurich/Switzerland.

33. 徐军. 总义齿的𬌗接触. 北京：人民卫生出版社，2008，14-17.

34. 张苹，徐军. 线性𬌗总义齿固位稳定性的研究. 中华口腔医学杂志，2003，38：46-48.

35. 徐军，张苹. 线性𬌗总义齿咀嚼效能的研究. 中华口腔医学杂志，2001，36：30-34.

36. 张苹，徐军. 线性𬌗总义齿肌电图的研究. 现代口腔医学杂志，2005，19：464-465.

37. 张苹，徐军. 线性𬌗总义齿与解剖𬌗总义齿下颌运动轨迹的比较. 实用口腔医学杂志，2005，21：633-636.

38. 李思雨，徐军. 长正中𬌗型下颌全口义齿近中移位量的初步研究. 中华口腔医学杂志，2008，34：418-421.

39. 李思雨，徐军，杨朝晖. 长正中𬌗型总义齿咀嚼效能的研究. 北京口腔医学，2008，16：156-159.

40. 刘建彰，徐军，杨朝晖. 改良𬌗型单颌总义齿咀嚼效能的研究. 北京口腔医学，2007，15：143-146.

41. Allen A Brewer, Robert M Morrow. Over dentures. 2nd ed. St Louis：The C. V. Mosby Company，1980.

42. 冯海兰. 覆盖义齿. 北京：中国科学技术出版社，2002.

43. 赵铱民. 口腔修复学. 第6版. 北京：人民卫生出版社，2008，349.

44. 易新竹. 𬌗学. 第3版. 北京：人民卫生出版社，2012，1，25.

45. 王惠芸. 𬌗学. 北京：人民卫生出版社，1990，1，154.

46. 谢秋菲. 牙体解剖与口腔生理学. 第2版. 北京：北京大学医学出版社，2014，162.

47. 王毓英. 𬌗学. 北京：北京医科大学口腔医学院，1985，19.

48. Peter E. Dawson Evaluation，Diagnosis，and Treatment of Occlusal Problems. 2nd ed. St Louis：the C. V. Mosby Company，1989.

49. Peter E. Dawson Functional Occlusion：From TMJ to Smile Design. St Louis：MOSBY ELSEVIER，2007，58：107-110.

50. 徐樱华. 徐樱华实用𬌗学. 北京：科学技术文献出版社，2011，35.